Hamid Fadlalla

Ein sudanesischer Berliner Gynäkologe am Lietzensee

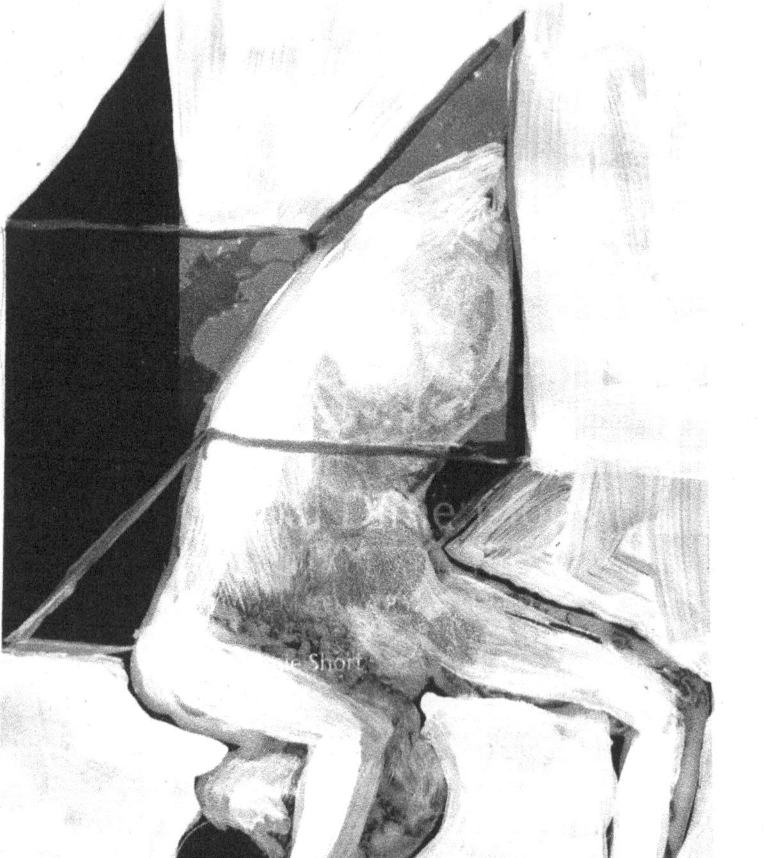

Hamid Fadlalla

Ein sudanesischer Berliner Gynäkologe am Lietzensee

Erinnerungen, Erlebnisse, Gesichter – Kurzgeschichten

SCHILER & MÜCKE

Bibliografische Information der Deutschen Nationalbibliothek
Die Deutsche Nationalbibliothek verzeichnet diese Publikation in der Deutschen Nationalbibliografie; detaillierte bibliografische Daten sind im Internet über http://dnb.ddb.de abrufbar.

Schiler & Mücke GbR
Hechinger Str. 3
72072 Tübingen

Erstausgabe
1. Auflage 2025

Umschlag: *Am Lietzensee im Winter,* Foto TM
Zeichnungen: © Hassan Mousa
Gedichtauszug Seite 124-125 © Adonis
Gedicht Seite 127-126 © Mustafa Behairi
Druck: booksfactory.de
Printed in Poland

ISBN 978-3-89930-486-2

Inhalt

Kurzgeschichten

Der Ausländer

Sehr kurze Geschichten

BEGEGNUNGEN

ERINNERUNGEN

GEDICHTÜBERTRAGUNGEN

EIN WAHR GEWORDENER TRAUM

Unseren Kindern Nadia, Tareg und Mariam gewidmet und unseren Enkelkindern, Mariam, Dario, Alina, Mauricio und Fabio, die Freude und Glück in unser Leben gebracht haben und uns im Alter mit Fürsorge und Zuneigung umgeben.

Zum Gedenken an meinen Freund Dr. Abdel Rahmi Ahmed Belal, der am 15 März 2025 gestorben ist.

Dank und Anerkennung

Ich möchte Professor Dr. Udo Steinbach meinen herzlichen Dank, meine Wertschätzung und meinen Respekt aussprechen, der mich mit der Ehre beehrte, dieses Vorwort zu schreiben. Seine Worte haben auf mich einen tiefen Eindruck hinterlassen, da sie von Liebe, Aufrichtigkeit und einem scharfsinnigen kritischen Blick zeugen

Mein Dank geht auch an den bekannten sudanesischen Maler Hassan Mousa (Frankreich) für seine brillanten Grafiken.

Vorwort von Professor Udo Steinbach

Ein Werk zum Abschluss. Aber wie kann man ein so reiches Leben literarisch abschließen? Ein Leben als Arzt, engagierter Humanist, Streiter für Menschenrechte, Literat, wacher Beobachter der Zeitläufte in der alten wie der neuen Heimat und unermüdlicher Mittler zwischen den Kulturen, der europäischen und arabischen.

Dr. Hamid Fadlalla hat seinen Abschluss gefunden: sich erinnern. Die Erinnerung als in sich geschlossene Erzählung hätte alle Umfänge gesprengt – und wäre doch Stückwerk geblieben. Erinnern als Hervorholung von Fragmenten im Leben, kleinen Stücken, die – jedes für sich – für eine Facette des Lebenslaufes stehen; und am Ende doch auf eine Persönlichkeit weisen. Wie ein raffinierter Schleier, der das Gesicht verbirgt und es doch zugleich erkennen lässt. Am Ende ist das Gesicht des Menschen ein »Abbild des Universums«, wie es in einem der Gedichte von Adonis heißt, mit denen unser Autor seine Erinnerungen abschließt.

Naturgemäß treten Erinnerungen an die jahrzehntelange Praxis als Gynäkologe in Berlin besonders hervor. Aber es geht nicht um die medizinischen Aspekte der ärztlichen Praxis. Vielmehr geht es um menschliche Sonderlichkeiten und Verhaltensweisen eher psychischer Natur. Ergebnisse von Erfahrungen, die nicht in einer medizinischen Diagnose zu erfassen sind, sondern sich erst in einem längeren Zeitraum offenbaren. Frauen, deren Kinderwunsch sich nicht oder erst spät erfüllt; und der sie – wie auch ihren Partner – in der Zeit der Ungewissheit verändert. Oder jener junge Araber, der, als er erfährt, dass das Kind ein Mädchen wird, die Abtreibung anordnet.

Dass der Herr Doktor nicht nur Arzt, sondern auch Mann ist, lässt er durchblicken, wenn ihm im Bus eine schöne junge Frau Erinnerungen an eine frühere Beziehung wachruft. Wäre es nicht besser, er würde mit dem Auto fahren? – dann könnte ihm so etwas nicht passieren; aber er mag eben die Staus auf der Straße nicht. Subtile Absonderlichkeiten dieser Art finden sich auch in anderen Erzählungen.

Der Arzt und der Humanist – zwei Seiten derselben Medaille. Menschlichkeit im Einzelfall wie in der flüchtigen Begegnung mit der Putzfrau im Rathaus Neukölln. Ein gemeinsamer Gang bis ins vierte Stockwerk reicht, um viel von einem schweren Leben zu erfahren: mit zwanzig Jahren aus der Türkei gekommen, drei Kinder geboren und vierzig Jahre im Rathaus geputzt. Starke Schmerzen in den Gelenken und im Rücken; aber der Antrag auf Frührente abgelehnt.

Der Humanist aber zeigt sich auch im Gefühl des Fremdseins; eine Erfahrung, die er am eigenen Leibe macht: zwar angekommen zu sein und doch Fremdheit spüren. Erst das Argument der deutschen Staatsbürgerschaft schafft Klärung. Aber eine Irritation bleibt. Dr. Hamid Fadlalla, dem Arzt und engagierten Humanisten, dem man in Berlin begegnete, wo immer der Brückenschlag zwischen Menschen und Kulturen angesagt war, erscheint das so wichtig, dass er diese Erfahrung noch in seiner Erinnerung thematisiert.

Humanismus aber nicht nur im persönlich gelebten Leben, sondern auch als Weltanschauung. Bereits als Jugendlicher hat er sich dem Frieden und der Verständigung zwischen den Völkern verschrieben. Seine Ankunft in der Deutschen Demokratischen Republik im Jahr 1957 erfolgte als Delegierter der sudanesischen Regierung, nachdem die DDR einer Gruppe von Oberschülern ein Universitätsstudium angeboten hatte, um das neu von der britischen Kolonialherrschaft unabhängig gewordene Land zu unterstützen. Im erstarrten politischen Ordnungssystem freilich empfindet er die Defizite des Sozialismus. Das wird in Gestalt jenes bei den Studierenden beliebten Professors angedeutet, der zum Entsetzen seiner Hörer und Hörerinnen aufgrund seiner kritischen Haltung an eine andere Universität versetzt wird. Jenseits der ideologischen Zwangsjacke fällt der Blick auf diejenigen, die ihr Leben und ihre Ideale in den Dienst an der Gesellschaft gestellt haben. Manche hatten Erfolg, aber manche sind an ihren unerfüllbaren Ansprüchen gescheitert – ob unter den repressiven Bedingungen der Deutschen Demokratischen Republik oder des sozialistischen Ägypten. Nie aber ist der Mensch allein, immer sind andere da, die helfen und zur Seite stehen. Ihnen wird gedankt. Diejenigen aber, die im Wort groß daherkommen, in der Tat aber nur sich selbst großmachen wollen, treffen Zorn und Spott.

Hamid Fadlalla hat am stimmungsvollen Lietzensee in Berlin seinen Lebensmittelpunkt gefunden. Aber der Sudan, das Land seiner Herkunft, bleibt lebendig und gegenwärtig. Wiederholt kehrt er auch in seinen erinnernden Erzählungen dahin zurück. Der Sudan, den er zum Studium in Deutschland verlassen hat, war ein anderer als in der Gegenwart. Hoffnungen und Erwartungen von damals sind zerstört. Das Land ist nicht nur Diktatoren anheimgefallen; auch die Hoffnung, dass die Sudanesen im Norden und im Süden eine gemeinsame Zukunft haben würden, hat sich nicht erfüllt.

So sieht Hamid Fadlalla – neben seinem medizinischen und sozialen Engagement – seine Rolle als Mittler zwischen seiner Heimat Deutschland und seinem Herkunftsland, dem Sudan; ja breiter noch: zwischen der europäischen und der arabischen Geisteswelt. Ein umfangreiches Werk von Aufsätzen, Besprechungen und Übersetzungen zeugt davon. Und auch in unserem Büchlein lassen sich Spuren dieser Berufung finden. »Begegnung am Lietzensee« ist die Geschichte überschrieben. In ihr begegnen sich

Goethe, dessen »Faust« unser Autor schon als Oberschüler in Khartum auf Arabisch, in einer Übersetzung aus dem Französischen gelesen hat, und Immanuel Kant, Ernst Bloch, Mohammad Arkoun und Heinrich Heine. Gesprächspartnerin ist eine Dozentin für Geschichte an der Freien Universität. »Sie behandeln die Geschichte und ich behandle den Menschen«, sagt unser Autor zu ihr. »Jeder von uns hat mit der Geschichte und mit den Menschen zu tun.« Dass die »Fähigkeit der Menschen, unabhängig von deren Kulturen, Identitäten, Sprachen und Loyalitäten zusammenzuleben«, in Deutschland noch immer Befremden hervorruft, bleibt eine schmerzliche Erfahrung.

Bei aller Einsicht in die Hintergründigkeit der menschlichen Dinge ist die Welt für Hamid Fadlalla, wie sie eben ist. Den Optimismus, dass sie menschlich zu gestalten ist, kann er als Arzt nicht verlieren; er bleibt auch dem Intellektuellen erhalten. Das erzählen die erinnernden Geschichten. Aber Illusionen sind fehl am Platz. Mit ein paar Gedichten schließt er seine Erinnerungen. Zitiert wird der sudanesische Dichter Mustafa Behairi; auch er einst Student in Halle: »Such an der Tür beim Licht eines Streichholzes/ nicht nach einem Satz des Freundes,/ der zu dir kam und dich nicht fand!« Ein Vers, der durch die beigefügten Zeichnungen gedeutet wird.

Professor Dr. Udo Steinbach studierte Orientalistik und Klassische Philologie und forscht zur Zeitgeschichte und Politik des Vorderen Orient. Von 1976 bis Februar 2007 war er Direktor des Deutschen Orient-Instituts in Hamburg. Zu seinen Arbeitsschwerpunkten gehören der politische und gesellschaftliche Wandel in den arabischen Ländern, der Türkei und dem Iran, die Stellung religiöser und ethnischer Minderheiten in nahöstlichen Gesellschaften sowie die Stellung des Nahen Ostens im internationalen System.

Die Wahrnehmung des Islam in der westlichen Welt wird laut Steinbach durch eine unausgewogene Darstellung verzerrt.

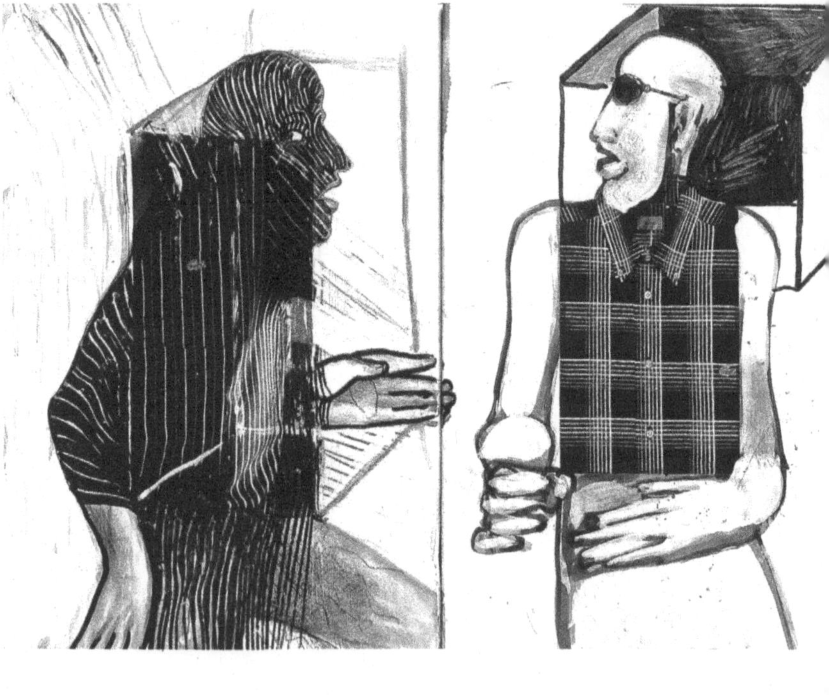

Die Mauer

Frau M. besuchte meine Praxis seit vier Jahren regelmäßig, um sich untersuchen zu lassen. Auch ließ sie sich jedes Mal die Antibabypille verschreiben. Sie war in der Blüte ihrer Jahre, schlank, mit feinen Lippen und schönen großen Augen. Ihre langen Haare trug sie zurückgekämmt. Sie kleidete sich modisch, ohne zu dick aufzutragen.

Bei einem ihrer Besuche erzählte sie mir von einer stürmischen Affäre, die sie mit einem Kommilitonen während des Studiums erlebt hatte.

»Er war ein großer und gut aussehender junger Mann«, schwärmte sie mir vor. »Er war redegewandt und neigte auf angenehme Weise zu Scherzen. Wir, die Mädchen, waren alle sehr verliebt in ihn. Schließlich habe aber ich sein Herz erobert. Wir waren unzertrennlich, blieben auch während der Semesterferien zusammen. Aber eines Tages, plötzlich und ohne ersichtlichen Grund, hat er die Beziehung beendet. Für mich brach eine Zeit an, die mein Leben fortzuwehen drohte. Aber schließlich habe ich während einer Pressekonferenz meinen jetzigen Mann kennengelernt. Er ist einige Jahre älter als ich, hat einen sehr guten Charakter, ist vielseitig gebildet und leitet ein großes Unternehmen. Ich konnte mich dadurch wieder fangen.«

Sie fügte hinzu: »Wenn wir im Bett sind, nimmt er mich liebevoll in seine Arme. Aber auf dem Höhepunkt unserer Vereinigung drängt sich mir das Bild meines verflossenen Freundes auf und ich spüre fast seinen Atem. Meine Nerven sind angespannt und es schnürt mir die Kehle zu. In einem solchen Moment habe ich das Gefühl, meinen Mann zu betrügen und ihn zu verraten. Still überkommen mich Trauer und Schmerz. Ich kann meinem Mann davon nicht erzählen, denn ich würde ihn, der mich sehr liebt, damit verletzen.«

Zu dieser Zeit arbeitete sie als Redakteurin bei einer großen Berliner Zeitung. Gemeinsam mit einem Kollegen war sie für das Ressort Außenpolitik, vor allem den globalen Süden, zuständig.

Ich begann, ihre Beiträge zu verfolgen, die sich durch Objektivität, eine genaue und unvoreingenommene Analyse sowie einen scharfen Verstand auszeichneten. Sie unterschieden sich wohltuend von manchen anderen deutschen Presseerzeugnissen, die den Entwicklungen und Problemen des globalen Südens oft voreingenommen gegenüberstehen.

Mir fiel auf, dass sie sich bei ihren Terminen bemühte, in der Sprechstunde die letzte Patientin zu sein, um viel Zeit zu haben. Sie sprach viel und schnell, doch wegen ihrer angenehmen Stimme und ihres scharfen Verstandes hörte ich ihr gerne zu.

Sie unterhielt sich gerne mit mir und war interessiert an meiner Heimat. Ich staunte manchmal über ihr umfangreiches Wissen von der Entwicklung in meinem Land. Nicht nur wegen der Krise in Darfur, über die in den westlichen Massenmedien oft falsch berichtet wird.

Nie fragte sie mich, warum ich nicht in meine Heimat zurückging – eine Frage, die jeder Migrant insgeheim fürchtet. Verwundert stellte sie fest: »Jedes Mal, wenn euer Land aus einer Krise rauskommt, tappt es in die nächste hinein. Dieses Land mit seinen liebenswürdigen Menschen könnte mit seinen großen Möglichkeiten zu den erfolgreichen Schwellenländern gehören.«

Wir diskutierten viel. Mal rational, mal irrational, über Korruption, Rückständigkeit und Unzulänglichkeiten in meinem Land, über die Verblendungen ausgelöst durch nationales Ehrgefühl, Stolz, die tödliche Identitätsfalle und Selbsttäuschung gegenüber Fremden.

Sie erzählte mir traurig, dass sie, seit sie die Pille vor zwei Jahren abgesetzt hatte, von einer Schwangerschaft träumte. Und da sämtliche Untersuchungen, denen sie und ihr Mann sich unterzogen hatten, auf keinerlei Schwangerschaftshindernisse deuteten konnte ich ihr nur zu Geduld raten.

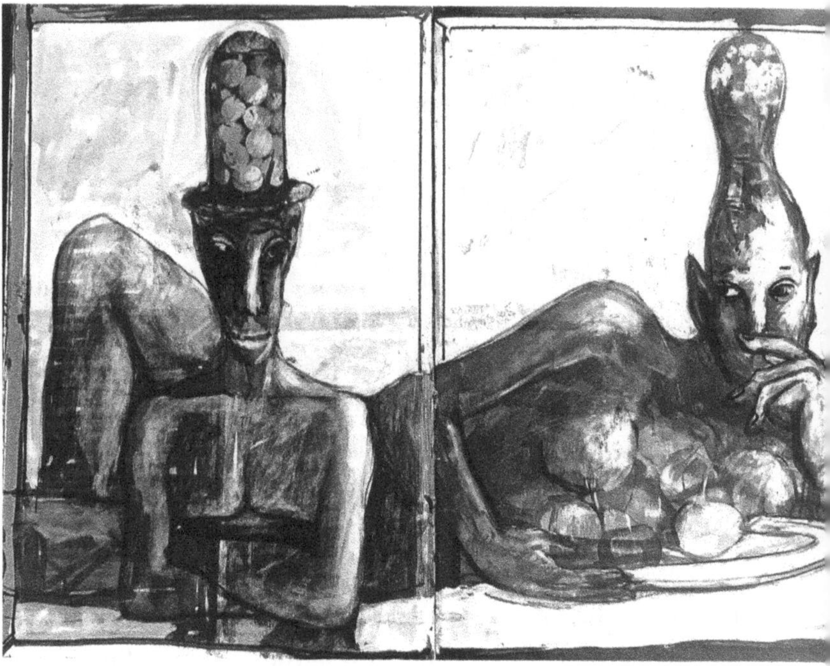

»Wie lange noch? Ich werde immer älter. Meine Freundinnen und die Bekannten meines Mannes haben schon Kinder. Meine Schwiegereltern fragen immer wieder nach einem Enkelkind«, entgegnete sie traurig.

Ich fürchtete, sie würde nicht wiederkommen. Aber dann saß sie eines Tages doch wieder vor mir. Ich freute mich, dass sie weiterhin an meine Diagnose glaubte.

Doch bei unserem nächsten Wiedersehen hatte sie sich verändert. Sie setzte sich schweigend hin und sah blass aus. Meine Besorgnis spürend, erklärte sie: »Es ist nichts weiter. Ich habe viel zu tun und bin müde.« Wie üblich untersuchte ich sie und riet ihr zu einem längeren Urlaub mit ihrem Mann. Sie sagte: »Wie kann ich meinen Mann überzeugen, nicht immer nur Kurzurlaube zu machen?« Ich gab zu bedenken, dass Frauen immer Mittel und Wege fänden, um ihre Männer zu überzeugen. Sie lächelte nur.

Eines Tages ging die Tür zu meinem Behandlungszimmer schwungvoll auf und Frau M. stürmte an meiner Arzthelferin vorbei in die Praxis. Fröhlich streckte sie ihre nackten Arme aus und rief: »Sehen Sie mal, ich bin jetzt brauner als Sie!« Auf meine Haut zeigend erwiderte ich: »Bei mir ist es aber echt.« Sie lachte und fuhr fort: »Das war ein Sommer und ein toller Urlaub. Die Luft war erfrischend und sauber. Es fiel nicht ein Regentropfen. Die Sonne schien ununterbrochen. Nachts schmückten die Sterne den klaren Himmel und spiegelten sich im Wasser des Meeres. Es war zauberhaft. Wir schauten nicht auf die Uhr und wachten morgens auf, ohne uns den Wecker stellen zu müssen.«

Sie erzählte weiter: »Am Morgen unserer Abreise, wir saßen gerade am Frühstückstisch, legte mein Mann seine Arme um meine Hüften und zog mich an sich. Er sagte mir, dass er vergangene Nacht wie nie zuvor bei mir ein solch tiefes Empfinden erlebt hatte. Es war wirklich eine wunderbare Nacht gewesen. Ich habe meine Arme um seinen Hals gelegt und meinen Kopf an seiner Brust vergraben, um meine Tränen zu verstecken.«

Ich schaute sie an, sie errötete und wendete beschämt den Blick ab, weil sie vielleicht zu viel preisgegeben hatte. Als ich lächelte, sprach sie leise weiter: »Ich komme früher als sonst, weil ich Spannungen in meinen Brüsten fühle und mir manchmal übel und schwindlig ist.« Ich untersuchte sie und teilte ihr mit, dass Anzeichen einer Schwangerschaft festzustellen waren. Sie reagierte nicht, auch nicht, als die Schwester ihr das positive Laborergebnis vorlegte. Sie wirkte so, als ob sie keinen Ton mehr über die Lippen bringen konnte. Sie wischte die Tränen ab, bevor sie über ihre Wangen rinnen konnten, und stammelte vor sich hin: »Ich glaube es nicht! Ich glaube, ich träume.«

Ich stand auf, um sie zu verabschieden. Doch bevor sie ging, rief sie laut: »Mein Gott! Vor lauter Aufregung habe ich vergessen, Ihnen etwas zu erzählen. Als ich am Strand entlanglief, sah ich meinen früheren Freund dort liegen. Er ist sehr dick geworden, trug eine dicke Hornbrille und von seinem wunderschönen vollen Haar war kaum etwas übriggeblieben. Ich schaute ihn an, wir tauschten schnelle Blicke, ich lief schnell weg, bevor mir schlecht wurde.«

Ich verabschiedete mich mit einem sanften Händedruck, und dann war sie auch schon weg.

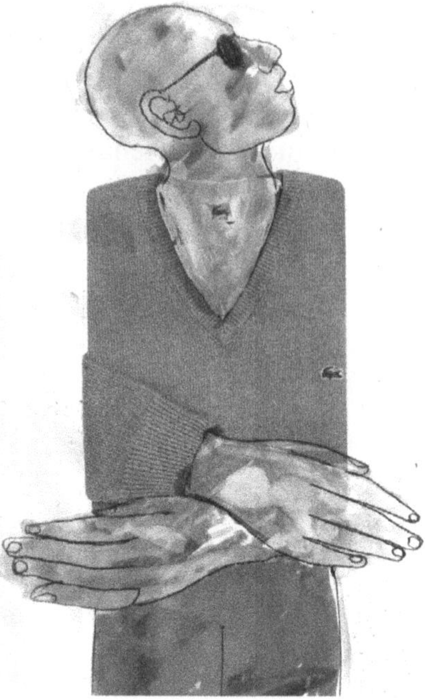

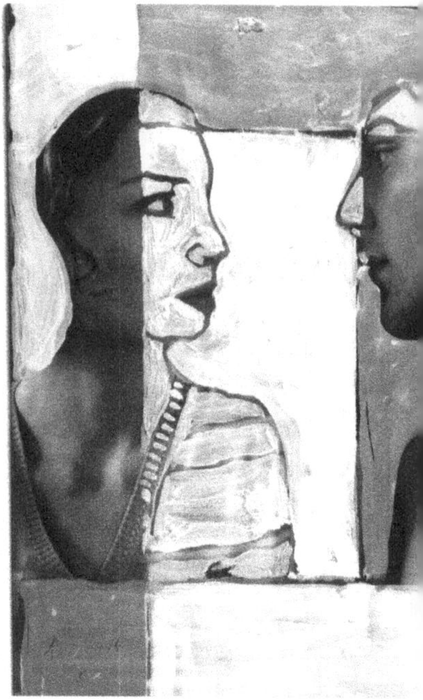

Der Andere

Das Telefon läutete. Er griff nach dem Hörer und hielt ihn an sein Ohr. Deutlich hörte er ihre Stimme. Sie entschuldigte sich, sie könne wegen einer leichten Unpässlichkeit nicht kommen und versicherte, sie werde am nächsten Tag wieder im Büro sein. Sie wusste, dass die andere Sekretärin Urlaub hatte und dass sein Chauffeur krank war. Er bedankte sich für ihren Anruf und wünschte ihr gute Besserung. Dann legte er den Hörer zurück und öffnete das Fenster. Kühle Luft strömte frisch und belebend herein.

Er entschloss sich, direkt zur Bank zu gehen, um einige Finanzpapiere zu unterschreiben und den Direktor zu besuchen, der ihn schon mehrmals zum Kaffee eingeladen hatte, ohne dass er das Angebot hatte annehmen können. Er würde auch einige arabische Zeitschriften in der City kaufen.

In der Hoffnung, dass es ein guter Tag würde, verließ er seine Wohnung. Der Frühling hatte allem seinen Stempel aufgedrückt. Der Himmel war strahlend blau. In den Gärten spross frisches Grün. Die Narzissen waren aus ihrem Winterschlaf erwacht.

Um dem Verkehrsstau zu entgehen, entschloss er sich, diesmal sein Auto zu Hause zu lassen und den Bus zu benutzen. Dieser Entschluss entsprang dem Elan, den er seit dem frühen Morgen verspürte.

Rasch stieg er in den Bus. Unmittelbar hinter ihm

schloss sich die Tür. Er bemerkte, dass die Fahrgäste ihn mit fragenden oder ängstlichen Blicken musterten, als er sich auf dem einzigen freien Platz niederließ, neben einer Frau, die eilig ihre Handtasche beiseite nahm und fest an sich presste. Er bemerkte sogar, wie das Blut in den Adern auf ihren Händen pulsierte.

Im Stillen fragte er sich: »Was wäre, wenn ich mich neben einen Mann gesetzt hätte? Wie hätte der reagiert?« Er stellte sich vor, dass der die Arme über der Brust gekreuzt, sie über dem Zwerchfell fest an den Körper gepresst und ihm einen vielsagenden Blick zugeworfen hätte.

Unmöglich! Er wollte sich diesen Vorstellungen nicht weiter hingeben. Aber er verspürte eine Beklemmung. Eine dumpfe Unruhe überfiel ihn. Hilflos blickte er aus dem Fenster und musterte die Gebäude und die Passanten, ein Gewimmel von Menschen – Männer, Frauen und Kinder –, die Geschäfte betraten oder verließen. Unzählige Autos sausten auf der Fahrbahn in Gegenrichtung vorbei. Er lenkte seine Blicke zurück in den Bus und ließ sie zwischen den Fahrgästen umherschweifen, ohne sie wirklich wahrzunehmen. Bei einer jungen Frau, die im Gang zwischen den Sitzen stand, hielten seine Augen inne. Er war gebannt von ihr wie ein Falter vom Licht. Ein leichtes Zittern befiel ihn, das sich verstärkte und seinen ganzen Körper ergriff. Fast wäre er aufgesprungen, hätte sie umarmt und gerufen: »Monika,

Monika!«, aber er gewann seinen klaren Verstand zurück. Was für ein Unsinn! Wie hätte sie Monika sein können?

In Minutenschnelle gingen ihm Erinnerungen aus den vergangenen drei Jahrzehnten durch den Sinn – Erinnerungen an die Jugend, das Studium, das ungebundene Leben, an die erste Begegnung mit Monika, seine erste Liebe und seine erste Narrheit.

Ihre Familie war strikt gegen diese Beziehung gewesen. Ihr Vater hatte das zum Anlass genommen, mit der Familie in eine größere Stadt umzuziehen, während er in Wahrheit dort einen höheren Posten annehmen konnte, und gleichzeitig war die Tochter gezwungen, die Universität zu wechseln. Damit hatte er zwei Ziele erreicht.

Es waren schreckliche Monate gewesen, die ihn fast aus der Bahn geworfen hätten.

Er blickte auf die Frau, die immer noch im Gang zwischen den Sitzreihen stand. Fast wäre er aufgestanden und zu ihr gegangen, um sie zu fragen: »Heißt deine Mutter Monika?« Aber er beherrschte sich und blieb sitzen. »Es handelt sich gewiss nur um eine zufällige Ähnlichkeit«, redete er sich ein.

Plötzlich beruhigte er sich... und lächelte vor sich hin. Aber seinen Blick konnte er nicht von ihr lösen. Er schaute in ihr strahlendes Gesicht, auf ihre elegante Garderobe und die Farbe ihres Kleides, die zur Farbe der Ohrringe, des Armbandes und der Handtasche passte. Er betrachtete sie wie ein Kunstwerk. Er hielt sie für eine Sekretärin in einem multinationalen Konzern.

Erneut dachte er an Monika. In dem Moment, als sein Blick über ihre Handtasche glitt, die locker über ihrer linken Schulter hing, sah sie ihn zufällig an. Nervös und ängstlich wandte sie ihm den Rücken zu und begab sich zur Tür. Als der Bus hielt, stieg sie schnell aus.

Auch er verließ den Bus. An der Straßenkreuzung spürte sie seine Schritte hinter sich. Sie eilte auf die andere Straßenseite, ohne auf das Rot der Verkehrsampel, das Rufen der Passanten und das Hupen der Autos zu achten. Sie lief Hals über Kopf davon, ohne sich umzusehen.

Er überquerte die Straße mit den übrigen Passanten und ging auf die vor ihm aufragende Bank zu.

Er verspürte Beklemmung und tiefe Trauer. Etwas hatte sich verändert in dieser neuen alten Stadt, der Stadt seiner Jugend. Er hatte geglaubt, er sei in den langen Jahren einer ihrer Bürger geworden.

Mit schweren Schritten ging er auf die Bank zu und überlegte, ob er nicht künftig doch wieder das Auto benutzen sollte – trotz der mörderischen Staus, die seit der Vereinigung der beiden Teile der Stadt herrschten. Oder sollte er weiter mit dem Bus fahren, mit einem dicken deutschen Buch unter dem Arm oder einer deutschen Zeitschrift in der Hand?

Über diesen Gedanken musste er lachen.

Station Dug Dug!

Er spürte die Wärme des Frühsommers im Gesicht, wachte erschrocken auf und saß dann kerzengerade im Bett. Kopfschmerzen, trockener Hals und Sodbrennen quälten ihn. Er schaute zu den Betten im weiten Hof. Alle waren leer. Die anderen Kollegen waren schon weg. Ruhe herrschte im Haus.

Mit Mühe erhob er sich und ging taumelnd ins Bad, drehte den Wasserhahn der Dusche auf und stand eine Weile unter dem kalten Wasserstrahl, bis er seine Vitalität wiedererlangt hatte und ein angenehmes Gefühl bekam.

Er hatte die Ereignisse des gestrigen Abends rekapituliert. Sie hatten mit seinem Freund Malik seinen Studienabschluss der Medizin an der Freien Universität Berlin und seine Rückkehr in die Heimat gefeiert. Die Freunde hatten sich in dem bekanntesten Garten am Nilufer getroffen, schwelgten in Erinnerungen an die Studienzeit. Sie hatten über den Schock der Zivilisation in der fremden Welt und die fröhlichen Abende, wenn Malik mit seiner schönen Stimme Heimatlieder sang und das Publikum mit Begeisterung danach tanzte, gesprochen. Es ist eine mondhelle Nacht gewesen. Sie hatten reichlich gegessen und getrunken. Sie hatten bis in den frühen Morgen gefeiert.

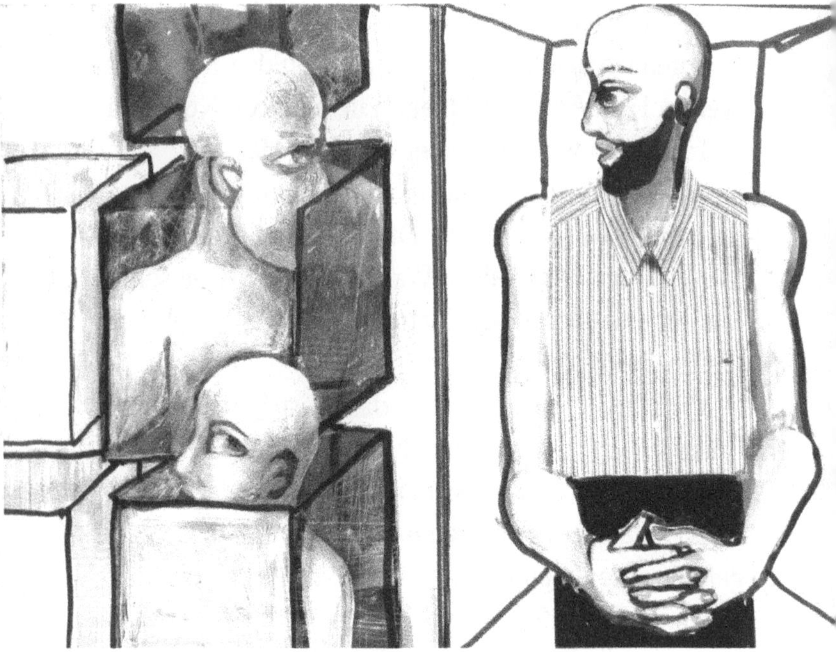

Er trocknete sich ab, zog sich an, nahm sein Stethoskop und ging hinaus.

Das Lehrkrankenhaus Omdurman, das zweitgrößte im Sudan, befindet sich an einer Straße, die rechts zum Imam-Almahdi-Mausoleum und links zum Haus des berühmten nationalen Führers Ismail Al-Ashari führt. Das Ärztehaus, in dem er wohnte, befindet sich gegenüber dem Krankenhaus. Beide Gebäude trennt eine breite ungepflasterte Straße. Er überquerte sie schnell, um dem vielen Staub und dem starken Autoverkehr unbeschadet zu entgehen. Er bahnte sich seinen Weg durch den Warteraum, der voller Frauen, Kinder und Männer war, betrat das Behandlungszimmer, das für drei Ärzte dreigeteilt war.

Er begrüßte seinen Kollegen. Der schaute zur Uhr und erwiderte den Gruß knapp und ohne ihn anzusehen.

Dann nahm er Platz und begann die Patienten zu empfangen. Ein Krankenpfleger stand ihm dabei zur Seite. Eine junge hübsche Frau betrat das Zimmer. Sie erzählte ihm, dass sie seit dem gestrigen Tag nichts zu sich genommen habe, weil sie Halsschmerzen habe. Er tastete ihren Hals ab und schaute in ihren Mund, bevor er sie bat, hinter den Vorhang zu gehen. Als er aufgestanden war, trat schon die nächste Patientin ein, eine ältere blasse Frau. Er bat den Krankenpfleger, diese Patientin in das Nebenzimmer zu führen und begab sich selbst zu der jungen Patientin hinter dem

Vorhang. Er bat sie, sich auf die Behandlungsliege zu legen. Sie erwiderte lächelnd, dass sie nur Schmerzen im Mund habe.

Er klärte sie auf, dass eine Mandelentzündung zu Herz- und Nierenkomplikationen führen kann.

Sie öffnete die Knöpfe ihrer Bluse. Er drückte die linke Brust ein wenig zur Seite, um ihr Herz mit dem Stethoskop abzuhören. Das Herz schlug schnell. Er schaute sie an und stellte fest, dass sie ihm ruhige Blicke zuwarf. Als er das Stethoskop entfernte, wurde ihm klar, dass er sein eigenes Herz schneller schlagen hörte. Er untersuchte den Oberbauch und Seitenbereich. Als er mit seiner Hand ihren Unterbauch untersuchen wollte, entfernte sie sanft seine Hand, knöpfte ihre Bluse zu und erhob sich kopfschüttelnd.

Er setzte sich wieder hin, während sie stehen blieb und wartete. Er sagte ihr, es ist lediglich eine Mandelentzündung, kein Grund zur Sorge. Dann nahm er ein Blatt Papier, um ihr Antibiotika zu verschreiben, und sagte: »Die Schmerzen werden schnell verschwinden, wenn Sie dieses Medikament einnehmen.«

Darauf sagt sie: »Ich weiß nicht, ob ich bei diesem Riesenandrang vor der Apotheke das Medikament bekommen kann.«

Die Blicke des Krankenpflegers wanderten zu den Beiden als er berichtete, dass in der Apotheke des Krankenhauses keine Antibiotika erhältlich seien. Der Arzt bat den Krankenpfleger mit dem Rezept zu dem

Apothekenleiter durch die Hintertür zu gehen. Der Krankenpfleger kam nach kurzer Zeit zurück und legte das Medikament mit unzufriedener Miene auf den Tisch. Der Arzt gab der Patientin das Medikament. Sie verabschiedete sich mit einem Blick der Dankbarkeit und hinterließ einen Hauch ihres Parfüms im Raum.

Der Krankenpfleger erinnerte den Arzt an die Patientin im Nebenzimmer. Als er das Zimmer betrat, sah er die Krankenschwester am offenen Fenster stehen. Sie schaute hinaus und sang das Lied: »Wo ist der Geliebte? Man sagte, er ist verreist.«

Als sie den Arzt sah, führte sie ihn verlegen zu der Patientin, die sich in der Ecke auf einer Liege befand. Er fühlte ihre kalte Stirn, maß Fieber, Blutdruck und Puls und tastete vorsichtig ihren Unterbauch. Dabei bemerkte er Blut zwischen ihren Beinen auf dem Laken der Liege. Er drückte die Beine zusammen und gab ihr eine Spritze. Dann beruhigte er die Patientin und ging hinaus, um Formulare für die stationäre Aufnahme auszufüllen. Er gab der Krankenschwester die Papiere und forderte sie auf, die Patientin umgehend zur Dug-Dug-Station zu begleiten – benannt nach einer Krankenschwester, als Anerkennung ihres selbstlosen Einsatzes im Dienste der Patientinnen –, um sie dem Facharzt vorzustellen.

Zurück im Behandlungszimmer fand er einen Patienten vor, der stark hustend nur mühevoll sprechen konnte. Der Arzt hob das schmutzige Hemd des Patienten hoch und sah seine hervorstehenden Rippen. Nach kurzer Untersuchung verschrieb er ein Medikament und übergab das Rezept. Der Patient schaute es sich an und sagte protestierend: »Ich bin in den letzten vier Wochen oft in dieser Ambulanz gewesen, jedes Mal die gleiche Untersuchung und das gleiche Medikament. Das nützt mir gar nichts.«

»Im Krankenhaus gibt es nur dieses Medikament«, erwiderte der Arzt und fügte hinzu: »Sonst müssten Sie eine Privatpraxis aufsuchen.«

Der Patient guckte den Arzt hoffnungslos an. Bevor er ein Wort sagen konnte, beförderte ihn der Krankenpfleger grob hinaus, um einer Frau mit einem Säugling Platz zu machen.

Der Arzt schaute sich den Säugling an und fragte anschließend die Mutter: »Wie viele Kinder haben Sie?« Trocken antwortete sie: »Was geht Sie die Zahl meiner Kinder an? Hier ist das kranke Kind vor Ihnen.«

Der Arzt unterdrückte seinen Ärger und sagte: »Warum haben Sie ihn nicht hergebracht, bevor er in dieser Lage war?« Die Antwort war: »Ich habe ihn in den Händen des Schöpfers gelassen.«

Sarkastisch sagte der Arzt: »Als das Kind zu uns hätte gebracht werden sollen, haben Sie es dem Schöpfer überlassen. Jetzt wo es bereits in den Händen des Schöpfers ist, bringen Sie es zu uns.« Aber dann hatte er Schuldgefühle und bat Gott innerlich um

Vergebung. Er wischte den Schweiß von seiner Stirn und fühlte sich beschämt, als er die Tränen der Mutter sah.

Der Säugling lag mit seinem mageren Körper, der blassen Haut und den tief liegenden Augen da. Er betastete die trockene Haut und drückte leicht den aufgeblähten Bauch. Der Säugling stöhnte ein letztes Mal und der letzte Atemzug entwich und gleichzeitig entleerte sich der Darm, und ein unangenehmer Geruch erfüllte den Raum.

Das Leben wird mit einem Schrei empfangen und mit einer Darmentleerung verabschiedet. Alles ist nichtig und wird vom Winde verweht, dachte der Arzt.

Er stand auf, sah durch das Fenster auf den Hof des Krankenhauses und zündete sich eine Zigarette an, die er gierig rauchte. Draußen verbreitete sich Lärm. Der Pförtner, der an dem Tor stand, das die Ambulanz von den Krankenstationen trennte, brüllte und schwor, dass keinem Eintritt außerhalb der Besuchszeit gewährt werde. Ab und zu wird eine geschlossene Faust in seine Tasche gesteckt und leer herausgezogen; dann öffnet sich die Tür.

Der Arzt warf die brennende Zigarettenkippe weg, schloss das Fenster und kehrte abgespannt zu seinem Tisch zurück. Durch die leicht angelehnte Tür konnte er die vielen wartenden Patienten sehen. Im Warteraum waren genauso viele Menschen wie am Morgen – wo sind überhaupt noch gesunde Menschen in diesem armen Land, dachte er. Einige Patienten standen schon um seinen Tisch herum. Es war nicht mehr möglich, sie von da fernzuhalten. Er warf dem Krankenpfleger einen vorwurfsvollen Blick zu. Der sagte dann: Nur diese Patienten noch, der Rest bleibt für die Abendschicht.

Schnell untersuchte er die Patienten. Nicht einmal eine Minute dauerte die Einzeluntersuchung. Er nahm das Stethoskop, steckte seinen vergoldeten Parker-Kugelschreiber in die Hemdtasche und verließ das Zimmer. Im Wartezimmer wurden das Flehen, die Schreie und das Schimpfen der Patienten immer lauter.

Am Ausgang hörte er eine Stimme nach ihm rufen. Er drehte sich um und sah die ältere Frau, die er behandelt hatte, auf der Erde sitzen. Ihre Krankenhauspapiere lagen verstreut neben ihr. Zitternd hob sie die Hand und fragte mit schwacher Stimme: »Mein Sohn, in Gottes Namen, wo ist die Dug-Dug-Station?

Das Schicksal

Es war unsere allmonatliche öffentliche Sitzung. Als ich meinen Vortrag gehalten hatte, verabschiedete ich mich von meinen Freunden und verließ um Mitternacht den Kulturverein, der im Zentrum der Stadt lag. Eiligen Schrittes ging ich zur nächsten Straßenkreuzung und gab einem langsam fahrenden Taxi ein Zeichen.

Noch bevor das Auto richtig hielt, bestieg ich hastig das Taxi. Dabei kam ich etwas ins Schlingern. Das Papierbündel löste sich aus meiner Hand und die Blätter fielen lose auf und unter den Sitz. Während ich bemüht war, die Seiten aufzusammeln, fragte der Fahrer gereizt, wohin ich wolle. Ich zeigte mit meiner Hand geradeaus und sagte: »Nussbaumallee.« Seine Lippen öffneten sich zu einem leichten Lächeln: »Vielleicht ist das unser aller Schicksal.« Ich war vollkommen erschöpft, hatte keinen Mittagsschlaf gehabt, da ich noch einmal mein Manuskript durchgegangen war. Ich war der Hauptredner gewesen. Das Auditorium war dicht besetzt, die Zwischenfragen und Kommentare weitverzweigt, die Luft im Saal stickig, der Zigarettenqualm schwebte im Raum, bildete Kreise wie Wolken und stieg über unseren Köpfen zur Decke auf. Wegen Anwohnerprotesten und dem Erscheinen eines warnenden und drohenden Polizisten waren die Fenster geschlossen.

Das Auto fuhr schnell, denn die Straßen waren leer. Ich schaute nach vorne soweit der Blick reichte, starrte vor mich hin, um gegen die Müdigkeit anzukämpfen und sah, dass der Fahrer mich ständig beobachtete, mich mit einem prüfenden und besorgten Blick im Spiegel musterte. Ich fühlte mich erleichtert, als das Auto in die lange, breite Straße einbog, die schließlich zu meiner Wohnung führte. Ich schätzte mich glücklich, in dieser bekannten Straße eine Wohnung bekommen zu haben, denn die Mieten waren seit der Vereinigung der beiden Städte in astronomische Höhen gestiegen.

Kurz darauf hielt das Auto, der Fahrer stieg aus, öffnete meine Tür und wies mit der Hand auf mich. Mit bedrücktem Schweigen stieg ich aus und bevor ich mein Erstaunen zeigen konnte, kehrte der Fahrer auf seinen Sitz zurück, ergriff das Lenkrad und fuhr los. Er hatte nichts von mir verlangt.

Ich ließ meinen Blick über den Ort schweifen, verspürte ein leises Stechen von der Kälte des leichten Windes. Ich hielt meinen Hemdkragen fest zusammen. Trotz der Klarheit der Nacht und einiger schlafloser Sterne erkannte ich die Hausnummer des gegenüberliegenden Hauses nicht wieder. Ich drehte mich um und befand mich direkt vor dem riesigen Bau der Klinik für Geistes- und Nervenkrankheiten.

Begegnung am Lietzensee

An einem Sonntag lief ich, wie immer mit einem Buch unter dem Arm, in Richtung des Sees unweit meiner Wohnung. Der Himmel war klar und die Sonne schien. Der Frühling hatte seine Spuren in der Natur hinterlassen. Mein Spaziergang führte mich auf und ab unter den hohen und dichten Bäumen. Die Kinder bespritzten sich im See gegenseitig mit Wasser und lachten fröhlich dabei. Die Väter lagen auf dem grünen Rasen und beobachteten mit Freude ihre Kinder. Ein junger Mann umarmte liebevoll seine Freundin. Ein alter Mann spielte mit seinem Hund. Nach einer Weile ging ich in einen Nebenweg und setzte mich auf eine Bank neben eine Frau, die in einem Buch versunken war.

Höflich und leise begrüßte ich sie, um sie in ihrer intensiven Lektüre nicht zu stören. Sie hob ihren Kopf. Ein Lächeln breitete sich über das freundliche Gesicht einer Vierzigjährigen aus. Damit der Kontakt nicht unterbrochen würde, fragte ich: »Was lesen Sie da?«

Sie klappte das Buch zu und drehte es um. Es war *Faust*, Goethes Meisterwerk.

Ich sagte: »Als ich Oberschüler in Khartum war, habe ich das in arabischer Sprache gelesen, eine Übersetzung aus dem Französischen.«

Sie: »Immer wenn die Zeit es mir erlaubt, nehme ich das Buch wieder in die Hand. Erstaunlich wie manchmal das Verborgene hervortritt und das

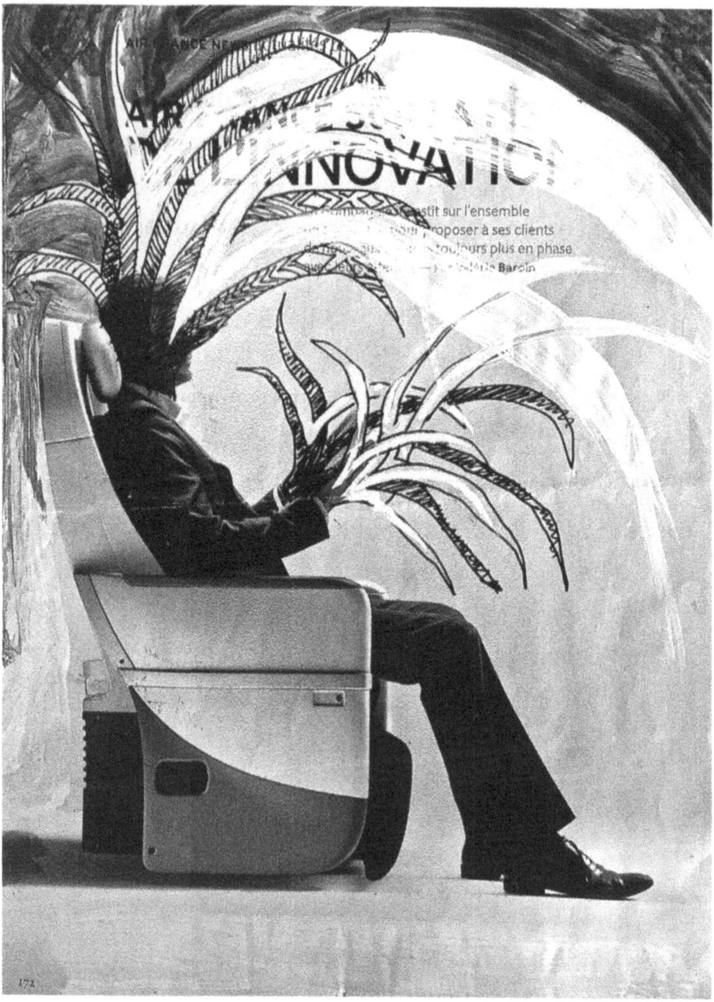
sur l'ensemble
proposer à ses clients
plus en phase

Rätselhafte, Verschlossene und Schwierige klarer wird.«

Ich: »Früher habe ich das nicht verstanden, vielleicht weil mir die Erfahrung fehlte oder die Übersetzung aus einer dritten Sprache stammte.«

Ich fragte sie, was sie arbeite.

Sie antwortete: »Ich lehre Geschichte an der Freien Universität. Und Sie?«

Ich sagte: »Arzt in Berlin,« und fügte hinzu: »Sie behandeln die Geschichte und ich behandle die Menschen.«

Sie: »Jeder von uns hat mit der Geschichte und mit den Menschen zu tun.«

Ich: »Neben meiner Arbeit interessiere ich mich für die deutsche Literatur.«

Sie: »Eine zweite Sprache zu lernen und eine andere Kultur kennenzulernen, sind gut und nützlich.«

Ich: »Ohne Zweifel, wenn wir von der zur Zeit ohne jegliche Vernunft entbrannten Diskussion über die führende deutsche Kultur absehen würden.«

Sie: »Und was ist dabei? Ist das nicht ein normales nationales Gefühl?«

Ich: »Vielleicht kann man es so ausdrücken: Die Fähigkeit der Menschen, unabhängig von deren Kulturen, Identitäten, Sprachen und Loyalitäten, zusammenzuleben, ruft immer noch Befremden in Deutschland hervor, obwohl Ihr Land nach langen Widerständen zu einem Einwanderungsland geworden ist. Zweifellos ist der Stolz auf die Muttersprache berechtigt. Chauvinistische Einstellungen entfachen aber nationalistische Gefühle, erschweren die Integration und den gegenseitigen Austausch der Kulturen.«

Sie, nicht ohne Verdruss und das Thema wechselnd: »Euer Naher Osten ist voller Unruhen und Chaos. Und jetzt wollen Sie mir noch was vom arabischen Frühling erzählen.«

Ich: »Alle Revolutionen beginnen mit Zerstörungen, Unbändigkeit, Irritationen, Zweifel und Fragen, bevor der Weg geebnet wird. Hat nicht Ihr großer marxistischer Philosoph Ernst Bloch in seinem Werk *Das Prinzip Hoffnung* nach dem Prinzip und der Hoffnung gefragt, nachdem er die Ungerechtigkeit, Unterdrückung und Zerstörung in Deutschland während der Naziherrschaft gesehen hat? Nachdem er die Lage der Heimat und ihrer Bewohner in den damaligen schwierigen Zeiten betrachtete, fragte er mit folgenden Worten: ›Wer sind wir? Wo kommen wir her? Wohin gehen wir? Was erwarten wir? Was erwartet uns?‹«

Sie: »In dem Buch brachte der Philosoph seine Hoffnung zum Ausdruck, dass der Mensch seine Entfremdung in der Gesellschaft und in der Natur überwindet. Wir suchen in unserer Geschichte und überwinden die Vergangenheit. Wie unser großer Dichter Heinrich Heine sagt: Der heutige Tag ist/

ein Resultat des gestrigen./ Was dieser gewollt hat/ müssen wir erforschen,/ wenn wir zu wissen wünschen/ was jener will.

Aber ihr verherrlicht eure Geschichte. Euch fehlt die kritische Reflexion.«

Ich: »Das stimmt nicht. Erstens. Wir können unsere jetzigen Probleme überwinden, trotz aller Hindernisse und äußeren Einmischungen …«

Sie unterbrach mich: »So sucht ihr immer nach dem leichteren Weg: die ›Verschwörungstheorie‹, damit ihr, statt Selbstkritik zu üben, eure Ruhe habt.«

Ich: »Erstens: Von Verschwörungstheorie kann nicht die Rede sein. Es reicht schon, einen Blick zu werfen auf das, was in Irak, Libyen und Syrien geschieht. Zweitens: Wir betrachten unsere Geschichte kritisch, zum Beispiel Mohammed Arkoun in seinem Buch ›Für eine Kritik der islamischen Vernunft‹. Er ist Professor für Geschichte des Islamischen Denkens an der Sorbonne in Paris und war für ein Jahr Gastdozent am Wissenschaftskolleg in Berlin.«

Sie: »Der Titel erinnert mich an das Werk des deutschen Philosophen Immanuel Kant *Kritik der reinen Vernunft*.«

Ich: »Vielleicht wollte Arkoun in irgendeiner Weise darauf hinweisen. Das Buch betrachtet nicht nur die religiöse Vernunft kritisch, sondern auch die Orientalistik mit all ihren Vor- und Nachteilen. In der gegenwärtig prekären Situation der arabischen Revolutionen bleibt uns die Hoffnung, wie Bloch sagt. Ich wiederhole es und füge den Worten von Heine hinzu: Die Vergangenheit beleuchten, die kriselnde Gegenwart studieren, die Zukunft bauen und eine Brücke zwischen Ost und West schlagen.«

Unsere weitere Unterhaltung berührte viele Themen. Es war bereichernd und interessant. Ich habe ihr gesagt, dass trotz vielversprechender Fortschritte die Übersetzung arabischer Literatur ins Deutsche – beispielsweise im Vergleich zur Übersetzung lateinamerikanischer Literatur – sehr bescheiden sei.

Als die Sonnenstrahlen zu verschwinden begannen, warf sie einen Blick auf ihre Uhr. Sie sagte »oh mein Gott« und stand auf.

Im Gleichschritt liefen wir nebeneinander und doch in einem gewissen Abstand voneinander.

Sie sagte: »Nun, was unterscheidet uns?«

Ich erwiderte: »Die verschiedenen Kulturen entwickeln sich seit Tausenden von Jahren parallel zueinander. Manchmal ähneln sie sich, solange die menschliche Vernunft eins ist und die Menschen die gleiche menschliche Natur teilen. Die Anerkennung der Gleichheit ist eine wichtige Voraussetzung für die Verständigung und die Verflechtung der Kulturen.«

Sie: »Wenn das Denken über dem banalen Alltäglichen und den künstlich herbeigeführten Reibereien steht, können Antworten auf ähnliche Fragen gefunden werden. Sie sind unser aller Sorge, in der

Vergangenheit wie in der Gegenwart, ob in Europa oder im Osten.«

Ich bejahte und fügte hinzu: »Der Kampf der Gedanken und der vernünftige Dialog zwischen den verschiedenen Meinungen sind an sich eine schöpferische Leistung und führen zur gegenseitigen Achtung und zu Ideenreichtum. Die gestellten Fragen, einzeln wie kollektiv, finden meist ihre Antworten im Dialog mit den Anderen.«

Sie blickte nach vorne, um sich des Weges zu vergewissern und blieb an einer Kreuzung stehen. Sie schloss unser Gespräch mit einem Zitat von Goethe: »Wär nicht das Auge sonnenhaft, die Sonne könnt es nie erblicken.«

Und ich zitierte den ägyptischen Dichter Amal Dunqul: Oh, wie unerbittlich ist die Wand,/ die die Morgenröte abhält!/ Doch ohne sie, wüssten wir vielleicht nicht/ um den Wert des Lichts!

Sie gab mir ihr Buch und sagte mir: »Vielleicht lesen Sie das in der Originalsprache.«

Gleichzeitig gab ich ihr mein Buch *Zeit der Nordwanderung* von unserem hervorragenden Schriftsteller at-Tayyib Salih, obwohl ich wusste, dass seine ins Deutsche übersetzten Werke vergriffen waren. Ich hatte keine Hoffnung, dieses Buch bald wieder beschaffen zu können.

An der Kreuzung trennten sich unsere Wege, sie bog rechts ab, ich links.

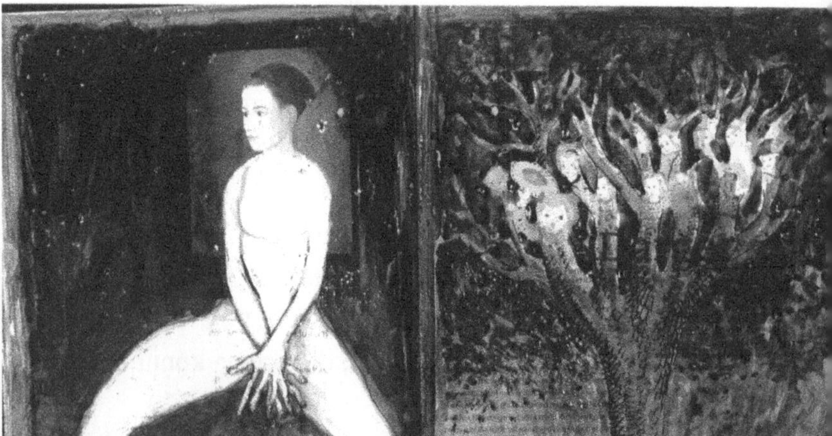

Das Begehren

Gegen acht Uhr in der Frühe hörte ich eine Frau zu der Krankenschwester in der Anmeldung der Praxis sagen: »Ich muss ihn sehen. Es ist ganz dringend.«

Die Krankenschwester hat sie mit ihrem Namen begrüßt, trat dann mit der Patientin in mein Sprechzimmer ein und legte eine Akte auf meinen Tisch.

Ich begrüßte die Patientin mit einem Handschlag. Sie schien mir sehr aufgeregt zu sein. Ihr Gesicht war blass. Nach sekundenlangem Zögern sagte Frau N.: »Seit gestern Abend habe ich starke Schmerzen im Unterleib. Ich fürchte, ich habe mich angesteckt.«

Ich untersuchte sie und nahm wieder hinter meinem Tisch Platz. Bevor ich ihr die Ergebnisse meiner Untersuchung mitteilen konnte, erzählte sie mir weinend: »Ich ekele mich vor meinem Körper.«

In diesem Augenblick stellte ich fest, dass sie nicht nur wegen der Krankheit zu mir gekommen war. Irgendetwas beschäftigte und betrübte sie. Nachdem sie sich ein wenig beruhigt hat, fuhr sie fort: »Er flirtete mit mir von seinem Büro aus, das liegt gegenüber von unserem Balkon. Ich habe mit ihm auch zum Zeitvertreib Blicke getauscht. Danach hat er mich stets verfolgt. Auf der Straße habe ich die Seite gewechselt, wenn ich ihn gesehen hatte. Eines Tages versperrte er mir den Weg und bat mich flehend um ein Rendezvous.

Ich habe mich mit ihm in seiner Wohnung getroffen und beging Ehebruch.«

An dieser Stelle wurde sie lauter. Beinahe schreiend sagte sie: »Er soll verdammt sein. Wie konnte ich so tief sinken? Wie konnte ich ihn meinem Mann gleichstellen? Er ist es nicht wert.«

Ich hörte ihr aufmerksam zu und beobachtete die blauen Linien, die von ihrer Wimperntusche gefärbten Tränen ihre Wangen zeichneten. Als sie zu weinen aufgehört hatte und ihre Augen trocknete, fragte ich sie im neutralen Ton eines Arztes: »Weiß Ihr Mann von diesem Verhältnis?«

Sie erwiderte: »Nur meine Freundin weiß davon und sie wird es für sich behalten.« Ich sagte in einem konsequenten Ton: »Sie müssen dieses Verhältnis sofort beenden.« Als sie aufstand und ich ihr die Hand zum Abschied reichte, fügte ich hinzu: »Sie können Ihr Eheleben ohne Bedenken fortführen. Eine Ansteckungsgefahr besteht nicht.«

Sie hielt meine Hand fest und drückte sie. Sie verabschiedete sich dankend von mir. Als ich den ersten Schluck Kaffee, den mir die Krankenschwester brachte, zu mir nahm, erfüllte mich ein tiefes Wohlgefühl. Ich konnte wieder eine meiner Patientinnen von einer Last befreien.

Frau N. suchte meine Praxis vor neun Jahren zum ersten Mal auf. Aus den vielen kurzen Gesprächen, die ich mit ihr von Zeit zu Zeit führte, erfuhr ich, dass sie mit achtzehn geheiratet hatte. Ihr Mann war seinerzeit 31 Jahre alt. Ihr imponierten sein starker Charakter, sein gepflegtes Aussehen, seine Redegewandtheit und seine gesellschaftliche Stellung. Ich erfuhr auch, dass sie nach der Heirat in sein Haus in Berlin-Zehlendorf zog. Es ist eines der Häuser der Wohlhabenden mit einem kleinen Garten. Den obersten Stock des dreistöckigen Hauses bezog der Sohn, der bald sein Abitur machen würde. Die mittlere Etage gehörte den Eltern. Das Erdgeschoss war den Gästen vorbehalten.

Als ihr Sohn selbstständig wurde, begann sie, in einem Unternehmen zwei Tage in der Woche zu arbeiten, um der Langenweile zu entrinnen. Die Hausarbeit hatte ein bosnisches Mädchen übernommen.

Nach sechs Monaten erschien Frau N. erneut in meiner Praxis. Sie sah ganz verändert aus. Sie hatte abgenommen. Ihre Haare waren gefärbt und ihr Kleid zeigte die schönen Kurven ihres Körpers an mehr als einer Stelle. Sie wirkte mit ihren geschminkten Augenlidern lebhafter. Als ich aufstand, um sie zu begrüßen und mich nach der Familie zu erkundigen, ahnte sie, was ich wissen wollte.

Sie antwortete: »Er verfolgt mich immer noch unermüdlich. Ohne meine Freundin hätte ich die Krise nicht gut überstanden. Wir treffen uns jetzt regelmäßig.«

Sie schaute weg, als ob sie von mir Bemerkungen erwartete, die sie nicht hören möchte. Ich überraschte sie aber mit der Frage, ob sie ihn liebe. Sie drehte sich lächelnd zu mir und sagte kokett: »Er hat mich das Gleiche gefragt. Ich sagte ihm, dass ich im Bett viel Freude mit ihm hätte. Ich glaube, er freute sich über meine Antwort. Er strahlte ja.«

Den Rest der Geschichte habe ich auch erfahren. Sie sagte, sie hätte ihn gefragt, warum sie sich nur am Tage träfen. Seine Antwort war, dass er keine passende Wohnung finden könne, weil die Mieten in Berlin nach dem Fall der Mauer unerschwinglich geworden seien. Die Wohnung, in der sie sich träfen, gehöre seiner Freundin, die tagsüber arbeitete. Er wolle sich von ihr trennen, weil er sie nicht liebe. Er wohne mit ihr nur noch aus Gewohnheit zusammen.

Frau N. fand aber für ihn binnen kurzer Zeit eine möblierte Wohnung. Er bat sie, sich um die Vorhänge zu kümmern. Als sie die neue Wohnung betraten, bewunderte er die neuen Vorhänge und ihren guten Geschmack. Sie war stolz auf sich. Sie, die nicht einmal Strümpfe stopfen konnte. Sie war aber auch wütend, weil sie sich nicht traute, ihn zu bitten, ihr den hohen Preis der Vorhänge zu erstatten. Sie sagte ihm lediglich, es wäre schön, wenn die Vorhänge vorgezogen bleiben würden. Dann sähe sie niemand und sie wären für sich allein. Er legte seine Arme um ihren Hals und drückte sie an sich. Sie bemerkte nicht das sonderbare Lächeln in seinem Gesicht.

Ich habe auch erfahren, dass ihre treue Freundin mit dem Inhaber einer Baufirma verheiratet ist. Er hat sie wegen einer polnischen Frau im Alter ihrer beiden Töchter verlassen. Sie wohnt aber weiterhin mit ihm unter einem Dach, wegen ihrer Töchter und weil sie nicht arbeiten geht.

Frau N. erzählte mir, ihre Freundin habe auch für sie gelogen. Sie telefonierten miteinander, auch wenn ihr Mann zu Hause war. Sie lud Frau N. zu sich ein oder sie gingen zusammen aus und trennten sich dann an der nächsten Ecke.

Ihrem Mann war aufgefallen, dass sie öfter von zu Hause weg war. Sie benutzte auch ein neues Parfüm. Eines Abends wollte er es nicht bei einem Abendkuss belassen und versuchte, sie an sich zu drücken. Sie entschuldigte sich unter dem Vorwand, Kopfschmerzen zu haben. Als dies sich in den nächsten Nächten wiederholte, fragte er sie, ob ein anderer Mann zwischen ihnen stünde. Sie verneinte das. Er sagte, er brauche auch ihren Körper. Sie explodierte und sagte vorwurfsvoll: »Seit wann kennst du meinen Körper? Du interessierst dich nur für deine Arbeit und Golf. Ich fühle mich körperlich nicht mehr zu dir hingezogen.« Sie stand auf und schlief im anderen Zimmer. Nach diesem Vorfall sprachen sie nur in Anwesenheit ihres Sohnes knappe Sätze miteinander.

Sonst gingen sie sich gegenseitig aus dem Weg. Doch manchmal bereute sie alles und weinte schweigend. Sie fragte sich, warum sie so hart zu ihm war. Ihr gemeinsames Leben war doch so friedlich und reibungslos gewesen.

Frau N. besuchte meine Praxis zu den üblichen Terminen. Dem Anschein nach hatte sie vielleicht das Gespräch mehr gesucht als die medizinische Fürsorge. Sie redete lange, so dass die Krankenschwester unter einem Vorwand eintrat und verkündete, dass der Warteraum schon voller Patientinnen sei.

Als sie das letzte Mal zu mir kam, hatte sich vieles in ihrem Leben verändert. Sie erzählte mir, dass sie ihren Sommerurlaub in Marbella mit ihrer Freundin wegen ihres Freundes unterbrochen habe und nach Berlin zurückgekehrt sei. Sie eilte in die Wohnung und sah, dass diese sich verändert hatte. Die Möbel waren anders gestellt. Die Bettwäsche sah auch anders aus. Unterwäsche lag da, die ihr nicht gehörte.

Ihr wurde schwindlig. Sie hielt sich an der Bettkante fest, um nicht hinzufallen. Sie brach weinend zusammen. Danach überkam sie aber ein Gefühl der Befreiung. Sie fühlte von einer erdrückenden Last befreit.

Als sie nach Hause kam, fand sie nur ihren Sohn vor. Ihr Mann war verschwunden und mit ihm all seine Kleidung und die persönlichen Gegenstände. Er hat das Haus und die Stadt verlassen, ohne irgendeine neue Adresse zu hinterlassen.

Dieses Mal hat sie mir die Geschichte kurz und bündig erzählt. Sie wartete nicht auf irgendeine Bemerkung oder einen Rat von mir. Es schien mir so, als ob sie einen Schlussstrich unter dieses Kapitel gezogen hatte. Sie stand auf und war im Begriff zu gehen, als sie zu mir schaute und sagte: »Ich weiß, was Sie jetzt denken.« Die Tür schloss sich hinter ihr und mein Blick schweifte aus dem Fenster …

Der Fehltritt

Nora war zweiunddreißig Jahre alt, blond und schlank. Sie kleidete sich mit großer Sorgfalt. Ihre langen Haare frisierte sie nach vorn, manchmal auch als langen Zopf nach hinten. Dadurch stachen ihre schönen Gesichtszüge besonders hervor: die großen Augen, die vollen Lippen und die weißen, gepflegten Zähne. Sie hatte eine sanfte, leicht heisere Stimme. Je länger sie sprach, desto stärker wurde die Heiserkeit in ihrer Stimme. Ihr Lachen war ungezwungen und ohne die Förmlichkeit, die ihr Beruf manchmal mit sich bringt.

Sie verließ das Haus in den frühen Morgenstunden mit einem leichten Mantel, denn trotz des anbrechenden Frühlings und des klaren Himmels kann der April mit seinen Wetterkapriolen überraschen. Sie arbeitete in dem imposanten Gebäude der Deutschen Bank, das einen großen Teil des Ernst-Reuter-Platzes im Herzen der City-West Berlins einnimmt. Das Büro in der Immobilien- und Kreditabteilung teilte sie sich mit drei verheirateten Kolleginnen und einem Kollegen, alle fast im gleichen Alter. Der ledige Kollege prahlte oft mit seinem Junggesellendasein und war stets übertrieben modisch angezogen. Dennoch war er sympathisch und unterhaltsam. Er besaß die Fähigkeit, Stimmen und Gesten nachzuahmen, insbesondere die von jenen Politikern, die wegen ihrer Heuchelei und ihrer Täuschungsmanöver bekannt waren. Diese

Darbietungen erfreuten die Kolleginnen sehr, zumal sie meist mit trockenen Dingen wie Zahlen, Statistiken und Diagrammen beschäftigt waren.

Manchmal fing Nora einen besonders intensiven Blick von ihm auf. Dann errötete sie und schaute zur Seite, um seinem Lächeln und den glänzenden Augen auszuweichen. Dennoch erfüllten diese flüchtigen Blicke sie mit Stolz. Mehr als einmal hatte er sie zum Abendessen eingeladen, stets hatte sie freundlich abgelehnt. Das spornte ihn an, noch zuvorkommender zu ihr zu sein und seine Einladungen stetig zu wiederholen. Einmal kam Nora dem nach.

Seit ein paar Tagen scheint sie deprimiert zu sein. Sie ist wortkarg und vertieft sich in ihre Arbeit, um neugierigen Fragen über persönliche Belange zu entgehen. Als ihre enge Freundin aus dem Erziehungsurlaub zurückkommt, bemerkt sie sofort Noras Kummer. Sie lädt Nora zu sich ein unter dem Vorwand, ihr das Neugeborene vorstellen zu wollen.

Endlich schüttet Nora ihr Herz aus und berichtet von ihrem Mann, einem Elektroingenieur, der bei Mercedes arbeitet. Schon fünf Jahre sind die verheiratet. Seitdem hat sie einen Herzenswunsch: Kinder zu bekommen. Sie hat bereits viele Fachärzte aufgesucht. Umsonst. Nun ist sie enttäuscht und hoffnungslos. Ihr Mann beteuert zwar, sie wahrhaftig zu lieben, doch sie ist misstrauisch, seit er ihr von einem vergangenen Verhältnis mit einer anderen Frau berichtet hat. Aus dieser Affäre ist ein Kind hervorgegangen. Die Freundin schlägt vor, gemeinsam einen Spezialisten aufzusuchen. Seine Praxis ist zwar etwas weit am Rande der Stadt gelegen, doch der Arzt ist ein Freund ihres Mannes aus der Schulzeit. Freundlich empfängt er Nora. Sie hat sofort ein sicheres Gefühl und fasst Vertrauen in ihn. Er spricht nicht viel, kann jedoch aufmerksam zuhören – im Gegensatz zu den bisher aufgesuchten Ärzten.

Nach der ersten Untersuchung legt der Arzt den weiteren Behandlungsverlauf fest. Zu ihrem letzten Termin begleitet Noras Mann sie, zum ersten Mal. Der Arzt erklärt ihnen, dass die Ergebnisse beruhigend seien. Um jeden Zweifel auszuschließen, bittet er Noras Mann, sich auch einer Untersuchung zu unterziehen. Trotz der angenommenen Fruchtbarkeit. Der Ehemann stimmt zu.

Am frühen Morgen erinnert Nora ihn, bevor er zur Arbeit geht, an den Termin. Er erwidert, dass er nach der Arbeit nach Hause komme, um mit ihr gemeinsam den Arzt aufzusuchen. Am späten Nachmittag aber, ruft er sie an, um ihr mitzuteilen, dass er viel zu tun hätte. Er würde dann direkt zum Arzt gehen, um das Untersuchungsergebnis zu erfahren. Abends kommt er nach Hause und beruhigt sie über das Ergebnis. Vor Freude umarmt und küsst sie ihn.

Nora fühlt sich wohl und das Leben geht normal weiter. Entspannt geht sie ihrer Arbeit nach, auch wenn der Schwangerschaftswunsch sie Tag und Nacht begleitet. Immer wenn ihre Brüste sich schwer anfühlen, der Bauch dicker erscheint oder sich ihre Menstruation verspätet, läuft sie zur Apotheke und kauft sich einen Schnelltest. Und wenn die Menstruation doch einsetzt, ist sie traurig. Ihr Mann hat Mitleid mit ihr. Mehrere Male denkt er darüber nach, sie einem Psychiater vorzustellen. Er fürchtet jedoch, dass das die Lage noch komplizierter machen könnte.

Eines Nachts weckt sie ihren Mann und sagt ihm, dass sie gewisse ungewöhnliche Änderungen an ihrem Körper spürt. Sie gehen am Morgen gemeinsam zu ihrem früheren Arzt, der in der Nähe seine Praxis hat. Er möchte an ihrer Seite sein, falls sich ihr Traum von der Schwangerschaft in Luft auflöst und sie zusammenbricht. Die Freude ist groß, als der Arzt verkündet, sie sei schwanger. Termine für weitere Routineuntersuchungen werden verabredet.

Der Ehemann überzeugt seine Frau, bei diesem Arzt zu bleiben, weil er in der Nähe ist.

Noras Freude über die Schwangerschaft ist riesig. Sie spürt keine Komplikationen oder Unregelmäßigkeiten, von denen ihre Kolleginnen immer erzählten. Sie bleibt der Arbeit nicht einen Tag fern, bis sie in Mutterschutz geht und ihren Schwangerschaftsurlaub antritt.

Ihr Mann holt sie immer erst nach den Untersuchungen von der Praxis ab, entschuldigt dies damit, dass er viel zu tun habe und der Verkehr so dicht sei. Mit großer Begeisterung erzählt sie ihm dann davon, wie sie gemeinsam mit dem Arzt das Embryo auf dem kleinen Bildschirm sorgfältig beobachtet habe – erst die einzelnen Glieder und dann das gesamte Bild. Sie zeigt ihm die Bilder des Kleinen in verschiedenen Positionen. Wenn ihr Mann anfängt, seine wissenschaftlichen Kenntnisse zu demonstrieren und zu erklären, wie sich die Ultraschallwellen in ein Bild verwandeln, unterdrückt sie ihren Ärger.

Eines Morgens setzen die Wehen ein. Er begleitet sie ins Krankenhaus und umarmt sie herzlich beim Abschied.

Eine Krankenschwester ruft ihn auf der Arbeit an und übermittelt ihm die frohe Botschaft, dass Mutter und Kind gesund seien. Am Abend könne er sie besuchen.

Seine Frau strahlt. Kein Zeichen der stundenlangen Wehen und der Geburt sind erkennbar. Sie sagt ihrem Mann, dass das Baby beim Milchtrinken an ihrer Brust eingeschlafen ist und vor Minuten in die Säuglingsstation gebracht wurde.

Er küsst seine Frau liebevoll, umarmt sie und sagt ihr, dass er glücklich ist, dass sie die Schwangerschaft gut überstanden und ein gesundes Kind zur Welt gebracht hat. Er steht auf, um sich zu verabschieden, drückt ihre Hand und küsst sie auf die Stirn. Sie hat ihre Arme um seinen Hals gelegt. Plötzlich seufzt er und beginnt zu weinen. Sie ist verwirrt und beunruhigt, kennt ihn wie seine Kollegen als gefestigten und starken Mann. Hat etwa die Vaterschaft ihn weich gemacht? Wie teuer die Tränen der Männer sind, denkt sie. An der Stationstür winkt er ihr zu. Sie weist ihn mit einer Geste in Richtung Säuglingsstation. Er aber geht in die andere Richtung.

Der Arzt hat sie untersucht und sagt ihr, es ist alles in Ordnung und dass sie das Krankenhaus verlassen könne. Sie ruft ihren Mann nicht an, möchte ihn überraschen, wenn er nach Hause kommt.

Zuhause angekommen, findet sie Tüten und viel Papier verstreut auf dem Boden. Tassen und Teller türmten sich im Abwaschbecken.

Sie legt das Baby auf das Bett und beginnt aufzuräumen. Als sie zu seinem Schrank kommt, sieht sie Türen offenstehen. Er ist leergeräumt. Alle seine Sachen sind weg. Vor Aufregung wird ihr schwindlig. Um nicht umzufallen, setzt sie sich aufs Bett.

Am Telefon sagt man ihr, dass er seinen Jahresurlaub genommen habe.

Sie betritt das Arbeitszimmer. Vielleicht hat er da eine Nachricht hinterlassen. Aber das Schreien ihres Kindes hält sie auf. Sie geht zu ihm, hebt es auf und tritt mit ihm auf den großen Balkon mit Blick auf den kleinen Garten. Eine Sommerprise beruhigt das Baby.

Sie setzt sich in den Schaukelstuhl und legt es auf ihren Schoß. Sie blickt weit, sehr weit in den klaren Himmel und versinkt tief in Gedanken. Dann schaut sie zum Säugling und betrachtet wieder und wieder seine Gesichtszüge, seine Augen und seine Haare. Da wird ihr klar, was sie immer zu verdrängen versucht hatte. Sie drückt ihr Kind liebevoll an die Brust. Tränen ergießen sich über ihre Wangen.

Unverständnis

Durch das Hauptportal des monumentalen Rathauses Neukölln in Berlin, das die Karl-Marx-Straße dominiert, ging ich hinein. Der Pförtner in seinem Glaskasten hielt mich sofort auf, als Einzigen von allen Besuchern des Hauses, indem er aus der Sprechluke rief: »Wohin?«

»Zum Gesundheitsamt«, erwiderte ich.

»Bist du ein Putzmann oder ein Kochgehilfe?«

»Weder noch«, erwiderte ich.

Sein neben ihm sitzender Kollege sagte lächelnd zu dem Pförtner: »Schau, wie er Deutsch versteht und sogar einen richtigen deutschen Satz bilden kann.« Ich schaute beide kommentarlos an, ging vorbei, ohne einen Gefühlsausbruch zuzulassen und folgte dem langen, breiten Gang im Erdgeschoss. Es überraschte mich, dass entlang der Wände Schränke und große Kisten aufgereiht waren. Alle Zimmernummern waren mit Papierstreifen überklebt und somit unlesbar. Ein etwa 40jähriger, elegant in einen Anzug gekleideter Mann, kam mir den Korridor entgegen. Ich grüßte ihn freundlich und fragte ihn nach der Zimmer-Nr. … Er ließ mich jedoch kaum ausreden und antwortete von oben herab, dass er sich nicht auskenne und ging weiter.

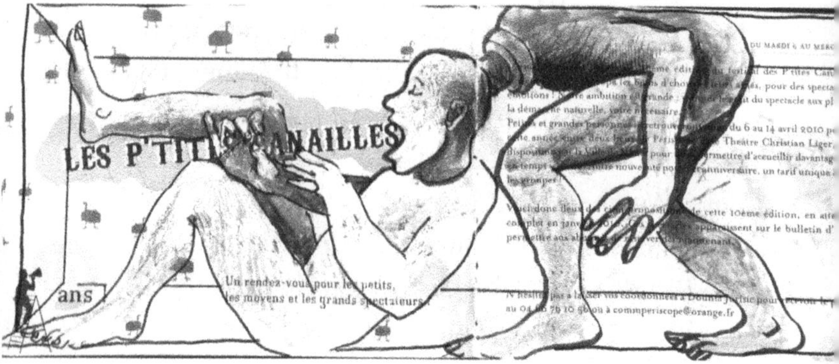

ans
Un rendez-vous pour les petits,
les moyens et les grands spectateurs

Ich nahm an, er sei ein Besucher des Rathauses wie ich. So setzte ich meinen Gang durch diesen langen Flur fort und sah eine Frau, die ich wegen ihres Kopftuches für eine Türkin oder Araberin hielt. Sie stützte ihren müden Körper auf den Griff eines kleinen Putzwagens und hielt mit der anderen Hand einen Besenstiel fest. Mit einem Tuch wischte sie sich den Schweiß von der Stirn. Als ich mit ihr auf gleicher Höhe war, sprach sie mich an und fragte: »Bist du nicht der Doktor …?« Bejahend nickte ich ihr zu. Sie erzählte mir, dass ihre Tochter nun schon vier Jahre in meiner Obhut sei.

»Wie geht es ihr?«, fragte ich.

»Gut, und nun hat sie drei hübsche Kinder – das verdankt sie dir!«

»Doch eher ihrem Ehemann«, war meine Erwiderung. Ihre Wangen röteten sich und sie lachte. Ich lenkte ab, um ihre Verlegenheit zu überspielen und fragte sie nach dem Zimmer Nr. 12.

Sie sagte: »Ach, das Gesundheitsamt wurde in die vierte Etage verlegt, da man zur Zeit das alte Gebäude saniert.«

Ich bedankte mich und sie schlug vor, mich nach oben zu begleiten, da sie ihre Arbeit auch dort fortsetzen könne. Sie zeigte zur Treppe und bemerkte: »Der Fahrstuhl ist derzeit außer Betrieb.«

Ich erwiderte: »Gut so, hoch– und runterlaufen hält den Kreislauf in Schwung.«

Lächelnd ergänzte sie: »… und belastet die Knie.«

Die Treppe hochlaufend, klagte sie über starke Schmerzen in den Gelenken und im Rücken und erzählte in diesem Zusammenhang über das mehrmalige Einreichen von Anträgen auf Frührente, die jedoch immer abgelehnt wurden.

Mit traurigem Unterton erzählte sie weiter, dass sie im Alter von zwanzig Jahren aus der Türkei in diese Stadt gekommen sei und seitdem vierzig Jahre ununterbrochen hier gearbeitet habe. »Noch drei Jahre und du hast das gesetzliche Rentenalter erreicht, das ist nicht mehr lange hin«, erwiderte ich. Mit Tränen in den Augen sagte sie mir: »Wenn ich das Rentenalter erreicht habe, dann habe ich alle Toiletten von Berlin geputzt.«

Auf der vierten Etage angekommen, zeigte sie auf die Tür des Sekretariats. Ich klopfte an und betrat das Vorzimmer. Freundlich lächelnd empfing mich die Sekretärin, die ich schon kannte. Ich erklärte ihr, dass ich einige Dokumente zu beglaubigen hätte.

»Deswegen kommen Sie persönlich hierher?«, sagte sie, überprüfte die Papiere, stempelte sie und gab sie in eine Unterschriftenmappe. Mit dieser unter dem Arm ging sie durch die Verbindungstür in das Geschäftszimmer, um die Unterschrift des Amtsleiters einzuholen. Kurz danach kehrte sie zurück und meinte: »Er führt gerade ein Gespräch auf seinem Handy – ich habe ihm die Mappe hingelegt.«

Während ich ihr gegenüber saß, fragte sie mich: »Stimmt es, dass die Geburtenzahlen im vorigen Jahr gestiegen sind?«

»Ja und allem Anschein nach und Schätzungen zufolge werden sie in diesem Jahr sogar noch höher sein.« Lächelnd kommentierte ich, dass damit unsere Rente gesichert sei.

»Dank der Ausländerinnen!«, ergänzte sie. Ich hörte ihren klugen und kritischen Kommentaren weiter zu und bemerkte, dass sie von Zeit zu Zeit auf ihre Armbanduhr schaute. Sie sagte: »Er spricht immer noch.«

»Vielleicht ist es eine komplizierte Angelegenheit?«, bemerkte ich, doch sie erwiderte: »Kompliziert? Hören Sie nicht das laute Lachen? Es ist die Fortsetzung der gestrigen Abendfeier.«

Die Tür öffnete sich und der Amtsleiter trat mit der Mappe in der Hand ein. Die Sekretärin stand auf und zeigte auf mich: »Dr. …, Arzt im Krankenhaus unseres Stadtbezirkes.« Er wandte sich mir zu, begrüßte mich mit »Hallo!«, gab der Sekretärin die Mappe zurück und verschwand wieder hinter seiner Tür.

Überrascht schaute die Sekretärin zu mir und sagte: »Haben Sie gesehen, wie er rot geworden ist?«

»Vielleicht kommt das von dem langen Telefonat«, sagte ich und offenbarte ihr nicht, dass er der elegant gekleidete Mann war, der mir auf dem Flur im Erdgeschoss schon einmal begegnet war.

Missverständnis

Mein Weg führte mich zufällig neben eine hübsche junge Frau. Auf der anderen Seite der ziemlich breiten Straße bemerkte ich eine weitere Frau, die der Frau neben mir zuwinkte. Mein Blick fixierte die Dame, die immer noch an meiner Seite lief. Diese aber schaute mich an, presste ihre Lippen zusammen, warf mir einen bösen Blick zu und drehte sofort ihr Gesicht zur anderen Seite. Dabei sah sie ihre Bekannte auf der anderen Straßenseite, die ihr zuwinkte und ihren Namen rief.

Bevor meine zufällige Begleiterin die Straße überquerte, drehte sie sich zu mir um und erneut trafen sich unsere Blicke. Dabei winkte sie mir zu und ihre Lippen öffneten sich zu einem Lächeln.

Verständnis

Aus meiner Jackettasche holte ich den Brief, notierte mir die Adresse auf einem Zettel. Danach schrieb ich vom Berliner Stadtplan die U-Bahnverbindung und die Straßennamen ab, die mich bis zu dem Ort führen sollten, der weit von meiner Wohnung entfernt lag.

Ich kam aus der U-Bahnstation und wandte mich nach rechts. Der Himmel war klar, die Sonne strahlte und ein erfrischender Wind wehte durch die Straßen.

Tief in meine Gedanken versunken überquerte ich ein paar Straßen, ohne auf die Straßenschilder zu achten.

Nach einer gewissen Zeit schaute ich auf meinen Zettel und mir wurde klar, dass irgendetwas nicht stimmte. Ich hielt vor einem Laden, wo zwei Arbeiter die Fassade strichen.

Einer der beiden bemerkte meine Anwesenheit, stieg von der Leiter, schaute auf meinen Zettel, schlug sich mit der Hand an die Stirn und sagte: »Ach du meine Güte, Sie laufen genau in die entgegengesetzte Richtung.« Dann schaute er auf seine Uhr und bemerkte: »Wenn Sie zu dem Büro wollen, dann schaffen Sie das nicht mehr vor Feierabend!«

Als er meine Ratlosigkeit bemerkte, zeigte er auf sein Auto und machte mir das Angebot, mich zu der gesuchten Adresse zu fahren.

Ich dachte zuerst, er meine das wohl nicht ernst, bis er die Malerrolle mit dem langen Stiel auf den Tisch legte. Dann rieb er seine farbverschmierten Hände und wischte sie an der Hose ab.

Mit den Händen am Lenkrad fragte er mich während der Fahrt:

»Was machen Sie hier in Berlin?«

»Ich bin Arzt im Krankenhaus Neukölln.«

»Arzt und pleite?«

»Ich hasse die Autostaus, insbesondere nach der Vereinigung der beiden Stadtteile.«

»Zuhause reitet ihr auf Kamelen.«

»Und auf Elefanten«, fügte ich mit etwas Ironie in der Stimme hinzu.

»Ist ja nur ein Spaß.«

»Das habe ich auch nicht anders aufgefasst.«

Nach vier Überquerungen bogen wir nach rechts ab und er hielt den Wagen vor drei modernen Hochhäusern auf der anderen Straßenseite an. Dann zeigte er auf die Hausnummer und ich stieg aus. Ich bedankte mich herzlich bei ihm und sagte: »Auf Wiedersehen!«

»Aber beim nächsten Mal auf dem Rücken eines Elefanten!«, sagte er, winkte mir zu und herzlich lachend fuhr er davon.

Liebe

An einem Frühlingsmorgen legte ich die Morgenzeitungen auf den Tisch und öffnete die Tür zur großen Glasveranda.

Ein wundervolles Wetter, der Himmel war blau und die frische kühle Luft strömte mit den Sonnenstrahlen herein. Die beiden Vögel, die in der Ecke saßen, flogen aufgeschreckt fort. Als der große Vogel weiter aufstieg, fiel das kleinere Vöglein auf die Veranda zurück und versagte auch bei seinem zweiten Versuch.

Ich streute einige Samen auf den Boden der Veranda und stellte in die Ecke eine Schale Wasser, ich ließ die Tür ein wenig offen, aber blieb selbst verborgen und saß still und lauschte. Der kleine Vogel hob kein einziges Korn auf, er kam nicht in die Nähe des Wassers und zwitscherte nur traurig. Der große Vogel kam wieder und es trafen sich die beiden Schnäbel. Er flog weg und kam immer wieder und jedes Mal die gleiche Berührung. Beim letzten Mal sangen beide so selig und süß und stiegen zusammen in den Himmel auf.

Verborgener Wunsch

Der junge Rechtsanwalt und seine Frau, eine junge Ärztin, betraten meine Praxis zum ersten Mal. Die beiden waren erst vor wenigen Tagen aus der arabischen Heimat nach Deutschland gekommen. Ihr gepflegtes Äußeres, ihre Kleidung verrieten Reichtum und Wohlstand. Nach der Untersuchung bestätigte ich ihnen, dass die Frau in der zwölften Woche schwanger sei. Zur Beobachtung der Entwicklung des Embryos seien weitere Untersuchungen erforderlich. Nach vier Wochen sollte die werdende Mutter sich wieder vorstellen.

Ich war überrascht, als sie schon nach einer Woche bei mir erschienen. Die Frau erklärte, sie wünsche eine genauere Untersuchung schon frühzeitig. Ich erwiderte, dass eine genauere Diagnose einer Untersuchung des Fruchtwassers bedarf. Das sei in ihrem Fall nicht notwendig. Schließlich sei die Entnahme der Fruchtwasserprobe mit Risiken für die Schwangerschaft verbunden. Sie jedoch bestand auf diesem Eingriff und begründete dies mit Missbildungen, die es in ihrer Familie gegeben habe. Ich erklärte ihr nochmals, dass sich durch die regelmäßige Beobachtung der Schwangerschaft solche Missbildungen rechtzeitig erkennen ließen. Sie fuhr jedoch mit ihren Erklärungen fort. Sie durchlebe eine psychisch schwierige Zeit, fern der Heimat und ihrer Familie. Sie sprach aufgeregt, bemüht, ihre Aufregung durch Mimik und Gesten zu unterstreichen. Doch ihre Aufregung war gespielt, überzogen. Ihr Mann verfolgte unsere Unterhaltung schweigend. Dennoch täuschten mich ihre vorgebrachten Argumente, ich führte die gewünschte Untersuchung durch. Nach einer Woche konnte ich den beiden die gute Nachricht übermitteln, dass sie ein vollkommen gesundes Mädchen erwarteten. Daraufhin verließen sie eilig die Praxis.

Die Abtreibung fand in einer als Abtreibungsbörse bekannten Privatklinik in den Niederlanden statt.

Der Alte und die Tür

An einem schönen Wintertag – die Sonne ging gerade unter – traf ich auf einen grauhaarigen Greis, der mit größter Mühe eine schwere Tür aufdrückte. Er winkte, um mich vorbeizulassen, und sagte betont höflich »Bitteschön!« Ich trat ein. Wutschäumend folgte er mir und schnaubte ironisch: »Dankeschön!«

Ich erwiderte: »Ich habe mich bedankt. Haben Sie das nicht gehört?«

Er antwortete langsam: »Entschuldigen Sie, bitte! Ich habe das wohl nicht gehört. Aber ich glaube Ihnen.«

Arroganz

Ich nahm an einer Veranstaltung über Integration und die Probleme, die man in Deutschland angeblich damit habe, teil. In meinem Redebeitrag ging ich auf die Scheinheiligkeit einiger Parteiführer ein, die vor Wahlen auf der Jagd nach Stimmen die sogenannte Ausländerfrage thematisierten. Sie beschäftigen sich mit lächerlich banalen Themen, etwa dem des Kopftuchs muslimischer Schülerinnen und Frauen. Und sie ignorieren dabei wichtige Fragen, wie die Wirtschaftskrise, die Arbeitslosigkeit – einschließlich der wirklichen Fragen der Integration – und wie man diese Probleme löst. Die Diskussion war hitzig und kontrovers.

Ab und zu schweiften meine Blicke zu einer Frau, die in der vorderen Reihe saß. Sie schwatzte unablässig mit ihrer Nachbarin, kicherte, blätterte in einer Zeitschrift und schenkte der Diskussion kaum Beachtung. Plötzlich und ohne Worterteilung stand sie auf, schaute mich scharf an und sagte: »Warum gehst du nicht in deine Heimat zurück?«

In aller Ruhe fragte ich sie: »Und warum sollte ich – als deutscher Staatsbürger – nicht bleiben?«

Sie war irritiert, wurde unsicher. Ihr Gesicht lief rot an. Es verschlug ihr die Sprache und sie brachte keinen Ton mehr heraus.

Das Schweigen

Ich zog mich in dem alten Café mit seinen vielen Glastüren und dem Blick auf die Berliner Akademie der Künste in eine Ecke zurück. An den Wänden hingen Fotos von Literaten, Dichtern, Künstlern und Filmstars. Dort saß ich, allein, in Gedanken versunken, als sie – mit langsamen Schritten, frisch wie eine Blume – hereinkam. Sie setzte sich mir gegenüber. Nur das Schweigen war unser Begleiter. Dann stand sie auf, wir trennten uns, ohne ein Wort gewechselt zu haben. Jeder von uns trug seine Schmerzen und Hoffnungen allein mit sich.

Traurig rezitierte ich in Gedanken ein Gedicht von Ahmed Abdel Muti Hijazi: Du bist die Schöne/ Ich der Greis/ Du auf der Suche nach Liebe, wohingegen ich/ einer verlorenen Spur hinterherlaufe/ Wir hätten einander als ich jung war begegnen sollen/ Dann hätte ich dich wie ein Wahnsinniger geliebt/ und wir wären gemeinsam fortgegangen.

Falsche Überheblichkeit

Um mit der enormen Entwicklung Berlins Schritt zu halten, insbesondere mit dem großen Zuwachs an Einwohnern, Besuchern und Touristen nach Mauerfall und Wiedervereinigung, hat man den alten Lehrter

Bahnhof in der Nähe des Regierungsviertels zum neuen Hauptbahnhof umgebaut.

Der neue Hauptbahnhof nimmt eine riesige Fläche ein und ist mehrstöckig: Einige Fernbahnsteige liegen unter der Erde, S-Bahn-, Regionalbahn- und weitere Fernbahnsteige über ihr. Er ist voll von Imbissen, Buchhandlungen und anderen Läden, Cafés, Restaurants und manchem Infoschalter. Der Reisende ist von der Kunstfertigkeit des Gebäudes geblendet, von den Kunstwerken an den beleuchteten Wänden, die einem die Blicke rauben, von der Schönheit der Gestaltung, an der ein angesehener ägyptischer Architekt mitgewirkt hat, der aus Großbritannien gekommen war …

Ich reihte mich in die Schlange vor dem Infoschalter ein und beobachtete, mit welcher Freude der Angestellte die Reisenden empfing und stets den üblichen Satz: »Wie kann ich ihnen helfen?« sprach, Infomaterial darbot und aushändigte, mit einigen Kunden Scherze austauschte, eine glückliche Reise und einen angenehmen Urlaub wünscht. Als ich vor ihm stand, verdüsterte sich sein Gesicht, er runzelte die Stirn und anstatt den üblichen Satz zu sprechen, ließ er seinen Blick zu der Dame wandern, die hinter mir stand.

Ganz ruhig und auf Englisch fragte ich ihn, ob er mir helfen könne. Sein Gesicht hellte sich auf und in gebrochenem Englisch sagte er: »Natürlich helfe ich Ihnen gerne.«

Sehen und Einsicht

Zwei Stunden nach erfolgreicher Kataraktoperation an meinem rechten Auge und nachdem die Ärztin einen Wundverband darübergelegt hatte, gab sie mir eine große, rundum geschlossene schwarze Brille. Sie riet mir, diese zum Schutz vor Zugluft erst zu Hause abzunehmen. So verließ ich die Privatklinik und bog nach links in eine Seitenstraße ein, während bereits die Dämmerung hereinbrach. Zwei junge deutsche Männer gingen neben mir her, schauten mir ins Gesicht und begannen laut und spöttisch zu lachen. Ich sah sie an, hob vorsichtig die Brille ein wenig an und setzte sie schnell wieder auf. Ihre Zungen schienen plötzlich wie gelähmt, und ihre Gesichter wurden scharlachrot.

Übelkeit

Als gutaussehender junger Mann kam er nach Berlin, wo er sein Studium abschloss. Obwohl in seiner Heimat eine erbarmungslose Diktatur herrschte, beteiligte er sich an keiner politischen Aktion seiner in Berlin lebenden Landsleute. Er trat in keinen der vielen zivilgesellschaftlichen Vereine ein. Trotz seiner politischen Passivität empfand er Hass. Jedoch nicht gegen den Diktator in seiner Heimat, sondern gegen die Deutschen. Sie seien rassistisch und würden Ausländer hassen. Er aber sei der große Dichter und seriöse Schriftsteller, dem die ihm gebührende Aufmerksamkeit nicht geschenkt wird. In seiner Vorstellung glich er einem Universitätsprofessor oder Kulturexperten. Und doch hatte er noch nicht mal als Endvierziger etwas Bewegendes vollbringen können und bezog, ohne mit der Wimper zu zucken, ohne Skrupel, Schuldgefühl und Bedenken, seine Sozialhilfe. Auch lieh er sich Geld und zahlte es nie zurück. Er zog über andere her und belästigte die Ehefrauen seiner Freunde. Ich traf ihn als Einziger noch, als alle anderen sich schon von ihm fernhielten. Ich versuchte, ihm zu erklären, dass er mit sich ins Reine kommen müsse. Auf einmal kam ein Mädchen im Alter unserer Kinder vorbei. Schamlos verfolgte er sie mit seinen Blicken. Er meinte: »Das ist ein guter Platz für das Abfangen von schönen Frauen.«

Ich verließ ihn schnell, bevor mich Übelkeit überfiel.

Heuchelei

Plötzlich erschien er in Deutschland. Er war permanent und in vielen Medien präsent. Die historischen Fakten werden ignoriert oder absichtlich verstellt. Er, der vom Koran und vom islamischen Recht keine Ahnung hat, spricht Recht und zitiert dabei den Koran. Er schrieb einen einzigen Roman, von dem gesagt wird, das sei Weltliteratur. Er behauptete, er sei Säkularist und wurde ein Fernsehstar. Seine finanziellen Geschäfte wurden entlarvt. Er bezeichnete den Islam als Faschismus und bat um Polizeischutz.

Prahlen

Auf der Straße trug der Pfau seine Nationaltracht, das strahlend weiße Gewand, die gestickte Mütze und die Schuhe in modischem Rot. Die lange Gebetskette hing an seinem Hals und er hielt eine Zigarettenspitze zwischen den Fingern.

Die Teenager-Mädchen scharten sich um ihn. Er las ihnen aus der New York Times vor und verführte sie mit seinem komischen Akzent.

Er arbeitete als Kellner in Berliner Diskotheken, hatte reichlich Einkommen, Anhängerschaft, Schicksen und weißes Pulver und Rauch. Er machte sich über seine Landsleute lustig, die tagsüber lernten und nachts ackerten.

Er hat Arbeit und Wohnung verloren und teilt sich einen Raum mit fünf Typen. Er ist ein Bettler auf den Straßen und bezieht Sozialhilfe.

Paradoxie

Ende der Fünfzigerjahre lebte ich als Student in der ehemaligen DDR. Es waren die Zeiten des Kalten Krieges und der Machtkämpfe zwischen West und Ost. Unser einziges Fenster nach außen waren der Rundfunk und die Presse der regierenden Einheitspartei. Die Ideologie wurde über die Erkenntnis gestellt. Während meiner seltenen Blitzbesuche in Westberlin – den amerikanischen Sektor passierend – überfiel mich Angst. Ich fühlte mich im »Land der Nazis und Imperialisten« bedroht. Wenn ich nach Ostberlin zurückkehrte und die Polizei überall in den Straßen und auf den Plätzen sah, kehrte in mir das Gefühl von Sicherheit und Geborgenheit zurück.

Als ich später nach Westberlin zog und meine alten Freunde in Ostberlin besuchte, war ich von der übermäßigen Polizeipräsenz auf den Straßen entsetzt.

Das Exil und die Heimat

Er floh vor der Unterdrückung und der Tyrannei der autoritären Regierung, der polizeilichen Verfolgung und der Hoffnungslosigkeit. Er schaffte es ins Exil, wo er seine Ruhe fand und ein angenehmes Leben führte. Doch die Sehnsucht nach seiner Heimat und seinen Leuten überkam ihn und er ging, um sie zu besuchen. Er fand sie so, wie sie immer gewesen waren, in ihrer Bescheidenheit umhüllt von tiefer und beständiger Traurigkeit und Geduld, jedoch mit einem unnachgiebigen Willen zur Ablehnung und zum Widerstand.

Leben und Bescheidenheit

Erinnerungen aus sechs Jahrzehnten kamen mir wieder in den Sinn, die Jahre der Jugend und des zwanglosen Lebens, die Jahre des Studiums an der Martin-Luther-Universität Halle in der ehemaligen DDR.

Im Studentenwohnheim teilte ich mir ein Zimmer mit Ibrahim. Unser Nachbar war Faiq, der Syrer, der ein Einzelzimmer bewohnte, das doppelt so groß wie unseres war.

Faiq war ein sanftmütiger junger Mann aus vornehmem Hause. Er war entgegenkommend und wohlwollend, und obwohl sein Vater zu den reichsten Männern von Damaskus gehörte, spielte er sich nie auf und prahlte niemals damit. Sein Wohlstand verriet sich am Chic seiner Kleidung, an der prunkvollen Armbanduhr, am Parker-Füller, am vergoldeten Zigarettenetui, in dem er die noblen Zigaretten hatte, die er aus Westberlin mitbrachte, wohin er immer wieder reiste. Er gesellte sich oft zu unseren bescheidenen, aber wohlschmeckenden Abendessen, die

Ibrahim aus dem Nichts zauberte. Faiq brachte immer eine Tüte Erdnüsse mit, die man in Syrien »Pistazien der Knechte« nannte. Faiq und Ibrahim studierten gemeinsam an der pharmazeutischen Fakultät und ich Medizin. Wir, die wir im Arbeiter- und Bauernstaat lebten, nannten Faiq den »kleinen Bourgeois«.

Das Leben war leicht, denn wir hatten ein komfortables Monatseinkommen, die Unterkunft war frei, und das Mittagessen kostete mit Studentenvergünstigung kaum mehr als ein paar Groschen. Gleichwohl hatten wir in der letzten Woche jeden Monats abgewirtschaftet, da wir beide nicht haushalten konnten, und so blieb ein Vorschuss von Faiq unsere einzige Rettung. Wir zahlten ihn stets am Anfang des Folgemonats zurück, er aber wand sich, das anzunehmen und brachte als Begründung nur hervor: »Warum so eilig?«

Aus Höflichkeit sagte er nicht, dass er das Geld nicht brauchte oder als Geschenk betrachtete. Doch wir sagten ihm, wenn er das Geld nicht nehme, würden wir uns in der Not nie wieder an ihn wenden und: »Wer die Schuld begleicht, schläft leicht«, was er verwundert und lachend als »sudanesische Philosophie« bezeichnete.

Als uns einmal am Ende eines Monats vier Studenten der Universität Leipzig besuchten, gerieten wir in ein Dilemma und ich sagte zu Ibrahim: »Da gibt es keinen Ausweg als eine Suppe aus Knochenbrühe.«

Wir gingen in ein Lebensmittelgeschäft und stellten uns am Fleischstand an.

Vor uns stand eine redselige ältere Dame, die ausufernd mit der Verkäuferin plauderte, doch schließlich zu ihr sagte: »Ich hätte gerne 300 Gramm Knochen für meinen Hund.«

Als sie fort war, sagte ich zu der freundlichen Verkäuferin: »Ich hätte gerne drei Kilo Knochen.« Sie war erstaunt und fragte: »Wie viele Hunde haben Sie denn?« Ich zeigte auf Ibrahim und sagte: »Außer dem da habe ich noch vier auf dem Zimmer.«

Kleiner Dichter, großer Dichter

An einem Sommerabend saß ich in dem mit den herrlichen Gemälden geschmückten, eleganten Saal, inmitten eines arabisch-deutsch gemischten Publikums, und lauschte dem großen, arabischen Dichter, der aus seiner neuen Gedichtsammlung las. Während er uns weiter marterte, bemerkte ich, dass sich die Lippen einiger Zuhörer zu einem bedeutungsvollen Lächeln verzogen, und sich die Köpfe nach rechts oder links wendeten, als Zeichen von Missbilligung, Unruhe oder weil es ihnen peinlich war. Ich hatte das Gefühl, als ob mir ein Alptraum die Kehle abschnürte. Ich dachte, wenn das Poesie sein soll, dann ist es das Ende der arabischen Sprache. In diesem Moment erinnerte ich mich an die Gedichte von Salah Abdel Sabour und Salah Ahmed Ibrahim. Da endlich konnte ich mich entspannen; denn beinah wäre mir eine Arterie in meinem Hirn geplatzt.

Faule Ausrede

Ich verließ die Praxis während der Mittagspause. Es war ein Sommertag mit strahlender Sonne und blauem Himmel. Ich spazierte durch die berühmte Karl-Marx-Straße im Bezirk Neukölln, parallel zu meiner Praxis. In der Straße wimmelte es von Fußgängern, hier befinden sich viele Geschäfte und zahlreiche Cafés und Fast-Food-Läden. Ich schaute in die Geschäfte durch die breiten, hohen Glasfenster, blieb vor einem großen Lebensmittelgeschäft stehen, dessen Warenauslage bis zum Bürgersteig reichte. Ich gehe selten in solche Läden. Meine Lebensgefährtin entlastet mich netterweise von dieser anstrengenden Aufgabe.

Es fiel mir ein riesiger Haufen Wassermelonen von ungewöhnlicher Größe auf. Ich schnappte mir die größte Melone und reichte dem Verkäufer zwei Euro. Er schaute mich erstaunt an, vermischt mit Ärger. Ich zeigte auf das Schild, das aus der Mitte des Haufens mit der fetten Aufschrift »nur zwei Euro« herausragte.

»Kannst du nicht lesen? Zwei Euro pro Kilo«, sagte der Verkäufer und legte sie auf die große Waage.

Ich hatte nicht auf die kleine Schrift am unteren Rand des Schildes geachtet. Ich sagte, um meine Verlegenheit und mein Dilemma zu verbergen: »Ich bedaure, ich kenne die deutsche Sprache nicht.« Die Antwort kam von hinten, von einer wohlklingenden Frauenstimme: »Seit wann können Sie kein Deutsch mehr, Herr Doktor?«

Der Inder, ein »Sohn Kostis«

Ich saß mit meinem Freund Gaafar Saad im »Café Steinplatz« gegenüber der Technischen Universität Berlin und wir plauderten. Ein großer, kräftiger junger Mann trat auf uns zu. Nach einer Begrüßung zog er einen Stuhl vom Nachbartisch heran und setzte sich zu uns, obwohl wir ihn nicht kannten, und begann ohne Einleitung zu sprechen. Er sagte, er komme aus der Stadt Kosti, habe sein Abitur mit hervorragendem Abschluss gemacht und die Universität Khartum verlassen, weil sie seinen Ansprüchen nicht gerecht werde.

Unsere angesehene Universität, die wir »die Schönste und die Begehrteste« nannten, ließ er hinter sich, um nach Indien zu gehen und Informatik zu studieren. Nach vier Jahren, die er dort verbracht hatte, sei er nun nach Deutschland gekommen, dem Land der Industrie, Wissenschaft und des Denkens, wie er es nannte, um Geophysik zu studieren und sein Wissen in der Informatik zu vertiefen.

Wir schauten ihn gelangweilt an, tauschten ein paar Lächeln aus und setzten unser Gespräch unter uns fort. Er fühlte sich peinlich berührt und zog sich schweigend zurück. Sechs Monate später sah ich ihn in der Nähe des Zoos wieder. Sein Haar war nun zu langen Zöpfen geflochten, die über seine Schultern fielen, er trug einen Ohrring im rechten Ohr, ein Armband am rechten Handgelenk, und eine lange Halskette aus Perlen, die bis zur Mitte seiner Brust reichte. Er trug ein knallrotes Hemd und eine an den Knien zerrissene Jeans, und er ging Arm in Arm mit einer Blondine.

Ich sagte mir: »Der Inder ist verloren!«

Zwei Weggefährten auf den Wegen des Lebens und des Todes

Und den Fortgegangenen gebührt
ein wohlwollendes Andenken.
Und den Fortgegangenen gebührt
eine wohlwollende Erinnerung.

Salah Ahmad Ibrahim: Wir und die Apokalypse

Ich habe Sultan Abu Zeid erst kürzlich kennengelernt, obwohl wir im gleichen Alter sind und früher in der DDR studiert und denselben Beruf ausgeübt haben. Dagegen habe ich Salah Ahmed Ibrahim in meiner Jugend kennengelernt, als er aktiv im Aufbau des sudanesischen Jugendverbandes in unserer Provinz Wad al-Darru und Beit al-Banna war; und dann habe ich kurze Zeit mit ihm an der Universität Khartum verbracht, bevor unsere Wege sich trennten.

Sultan Abu Zeid wurde im 1936 in Daraa, Syrien, geboren und stammte aus bäuerlichen Verhältnissen. Schon früh im Jugendalter schloss er sich der Kommunistischen Partei Syriens an.

Ich lernte ihn während eines seiner saisonalen Besuche bei seinen syrischen Freunden in Berlin kennen, zu denen ich eine enge freundschaftliche und respektvollen Beziehung unterhielt. Er nahm an unseren Diskussionen aktiv teil, hielt Vorträge oder äußerte sich zu den aktuellen politischen Entwicklungen und Ereignissen in unseren Ländern und beschäftigte sich mit Themen der Perspektivlosigkeiten und Integrationsschwierigkeiten der arabischstämmigen Migranten in den westlichen Gesellschaften.

Sultan arbeitete in einem staatlichen Krankenhaus und in seiner Privatarztpraxis in Damaskus. Wegen seiner politischen Aktivitäten wurde er dort oft verfolgt und verhaftet. Er wurde gezwungen, sich zu verstecken und im Untergrund für seine politischen Überzeugungen zu kämpfen. Er floh dann in den Libanon, wo er vom syrischen Geheimdienst aufgespürt und wieder verhaftet wurde. Schließlich gelang ihm die Flucht nach Algerien, wo er als Arzt arbeitete, bevor er sich von dort nach Paris absetzte.

Ich habe eine enge Beziehung zu ihm aufgebaut und seine warmherzige Natur gespürt. Sultan zeigte sich als wahrer Freund des sudanesischen Volkes und solidarisierte sich mit den Menschen dort. Er lernte sogar einige politische Führer des Landes kennen.

Aber worin besteht die Verbindung zwischen dem syrischen Sultan Abu Zeid und dem sudanesischen Salah Ahmed Ibrahim?

Beide besaßen große berufliche und intellektuelle Fähigkeiten, waren kompetent auf ihrem Gebiet – der eine als Arzt, der andere als Dichter und Schriftsteller – und haben sich in jungen Jahren dem politischen Engagement in den Reihen der marxistischen Parteien verschrieben, um die sozialökonomisch benachteiligten Menschen zu unterstützen. Der eine heilte mit seinem Skalpell und der andere heizte mit seinem Stift ein; beide waren –im Sinne Gramscis – organische Intellektuelle, beide lebten die Wege und Wendungen der Politik und wurden von ihr verzehrt, vom Erfolg und Scheitern, von Spaltungen und dem Opportunismus der Genossen.

Beide hatten bittere Erfahrungen mit der Willkür der staatlichen Machtapparate und dem aufgezwungenen Leben im Exil gemacht, waren vom verfluchten Leid betroffen und starben in der französischen Hauptstadt.

Salah beendete seine politischen Aktivitäten in der Partei wegen unüberwindbarer Meinungsverschiedenheiten und einer neuen Ausrichtung der Kommunisten. Seine Unterstützung, moralische Verpflichtung und Solidarität gegenüber seiner Heimat gab er jedoch nie auf. Um eine Spaltung zu verhindern, kündigte er seine Tätigkeit als diplomatischer Vertreter seines Heimatlandes und führte ein ruhiges und bescheidenes Leben. Er bewahrte seine Prinzipien und seine Würde; drückte das in diesen Versen aus:

Wäre die Poesie eine Flamme,
würde ich weiter dichten,
dichten, bis mich die Worte verzehren.
Wäre das Herz ein Flammenmeer,
würde ich es drücken,
bis der letzte Tropfen meinen Händen entfließt.

Solche Poesie verzehrt, hinterlässt Spuren in der Seele und im Körper ihres Schöpfers.

Sultan hingegen hatte keinen Rückzieher gemacht und seinen parteipolitischen Weg unbeirrt fortgesetzt, trotz aller Schwierigkeiten und zerstörerischen Spaltungen, aus Überzeugung von der kollektiven Arbeit und von der Möglichkeit der Einheit trotz aller Unterschiede. Er verteidigte seine Ideen und Überzeugungen, indem er den schwierigen Weg ging und seine berufliche Karriere als Arzt opferte, um sich von der Behandlung der Teile zurückzuziehen und sich der Behandlung des Ganzen zu widmen.

Er sagte mir am Telefon, er wolle uns sehen, nicht, dass er sich von uns verabschieden wolle.

Wir versammelten uns in Berlin um ihn, wir, seine Freunde und Weggefährten, die ihn auf seiner reichen Reise des Gebens und der Treue begleitet hatten. Das Treffen war sehr herzlich, emotional und von gegenseitiger Wertschätzung und Anerkennung geprägt. Er litt unter Gewichtszunahme. Seine weizenartige

Hautfarbe hatte sich dunkel verfärbt. Wir erlebten ihn, trotz der Erschöpfung, mit einem klaren Kopf, leuchtenden Augen und mit scharfsinnigem und wachem Geist. Dabei lachte er trotz seiner schweren Erkrankung und kämpfte tapfer gegen die unheilbare Krankheit, wohlwissend als Mediziner, dass er den Kampf gegen sein Leiden verlieren werde.

Er, der Arzt, der die Natur dieser verfluchten Krankheit kennt.

Er sprach mit einer leisen, aber klaren Stimme, als müsse er uns Mut und Hoffnung geben. Wir hatten großes Mitleid mit ihm und uns schmerzte sein Gesundheitszustand so sehr, dass ich fürchtete, aus Mitleid zusammenzubrechen. Und ich stellte mir vor, dass unser Freund Sultan mit Badr Shakir As-Sayyab, dem großartigen irakischen Dichter, folgendes Gedicht singt:

Dir sei Dank, egal wie lang das Leiden anhält
    und egal wie stark der Schmerz herrscht
Dir sei Dank, denn das Schicksal ist großzügig
    und die Katastrophen sind ein Teil der
    Großzügigkeit
Hat mir nicht diese Dunkelheit gegeben?
Und du hast mir diesen Zauber gegeben
Und wir haben uns getrennt und sind in ein weit
    entferntes Land gereist ... weit entfernt!

In den fünfziger Jahren des vergangenen Jahrhunderts tauchte ein sudanesischer Sänger auf. Er kam wie ein aufrichtiges Versprechen, verging wie ein Blitz und verschwand wie eine Sommerwolke, aber mit dem Lied »Es war zu früh für dich«, das er mit der Leidenschaft seiner jugendlichen Stimme und einem melancholischen Ton aufführte, wurde er unsterblich.

Sultan Abu Zeid und Salah Ahmed Ibrahim, Vögel von Omdurman: Ihr habt euch zu früh aus dem Leben verabschiedet!

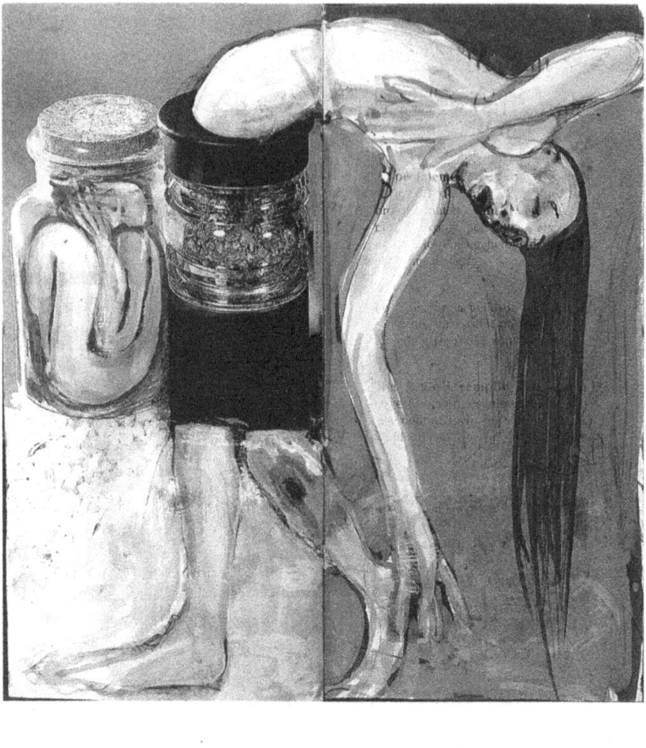

Sehnsucht und Nostalgie

An einem sommerlichen Samstag beschloss ich spontan, von Berlin nach Leipzig zu fahren. Seit der Wiedervereinigung war ich nicht mehr dort gewesen. Nach zwei Stunden Fahrt ohne Halt auf der Strecke fuhr der Zug in den Leipziger Hauptbahnhof ein. Ich war beeindruckt von der Größe des grundlegend sanierten Gebäudes mit seinen hohen Hallen und den vielen ein- und ausfahrenden Zügen. Das Gedränge war groß, vornehme Geschäfte wechselten sich mit Imbissstuben und gut sortierten Zeitungsläden ab.

Draußen erkundete ich die Stadt zu Fuß. Die Luft war erfrischend und angenehm warm, und dieselbe Wärme zeichnete sich auf den Gesichtern der Menschen ab. Ich besuchte das Studentenwohnheim, das Spracheninstitut für Studierende aus dem Ausland, die Universitätsbibliothek und die Medizinische Fakultät. Ich wandelte durch kleine Parks, die die Straßen säumten und landete schließlich wieder im Stadtzentrum, wo ich zufällig meinen alten Freund Ali in Begleitung eines deutschen Freundes traf. Ali war einige Jahre nach mir nach Leipzig gekommen und gilt heute als Veteran. Die beiden luden mich zum Kaffee ein, und als ich sagte, dass ich gerade auf dem Weg zum Auerbachkeller sei, um dort Erinnerungen aus alter Zeit nachzuhängen, erklärte sich Hans, der mich herzlich und in breitem Sächsisch begrüßt hatte, sofort einverstanden.

Wir stiegen hinab in den Auerbachkeller, der Goethes Lieblingsort gewesen war und den er im »Faust« verewigt hat. In einem Winkel der Gaststätte gerieten wir ins Plaudern. Hans, Mitte sechzig, untersetzt und leicht übergewichtig, hatte noch volles, blondes Haar, das einige wenige graue Strähnen an den Schläfen überdeckte, und war seinem Alter gemäß elegant gekleidet. Ich sprach die atemberaubende Entwicklung an, die Leipzig seit der Wiedervereinigung genommen hat. Die Menschen kleiden und verhalten sich anders als früher, überall wachsen neue Gebäude in den Himmel, Cafés, Restaurants und Spielhallen breiten sich aus, grelle Werbeplakate hängen an den Wänden.

Wir sprachen auch über rechtspopulistische Parteien, die insbesondere im Osten Zulauf haben, was das mit Flüchtlingen und der Furcht vor Arbeitsplatzverlust zu tun haben könnte, was aber keine ausreichende Erklärung und erst recht keine Rechtfertigung für Faschismus und Ausländerphobie sein könne, sowie über den zunehmenden Antisemitismus. Hans sagte ruhig, aber aus tiefer Überzeugung, der Volksaufstand, der zum Fall der Mauer geführt und die damals herrschende SED dazu gezwungen hatte, die Bürgerrechte auszuweiten und das Wirtschaftssystem zu reformieren, wäre eigentlich ausreichend gewesen. Ostdeutschland hätte nicht komplett von Westdeutschland geschluckt werden sollen.

Ob das aber nicht eine Illusion sei, warf ich ein, denn sei das DDR-System denn wirklich reformierbar gewesen? Er erwiderte, die Annahme, dass es keine lebensfähige Alternative zur kapitalistischen Demokratie gebe, sei ebenso eine Illusion. Profitorientierter Kapitalismus sei keine Lösung, denn sei es denn nicht so, dass hier wenige auf Kosten vieler lebten? Sei Demokratie nicht auch nur eine Fantasie? Die Menschheit könne nur erlöst werden, wenn die Völker Solidarität miteinander entwickelten. Hans' Ausführungen klangen zuweilen traurig, so als trüge er die Last jahrelanger Enttäuschungen mit sich. Wir diskutierten lang und breit, bis Ali vorschlug, wir könnten noch in ein neu eröffnetes, großes Café gehen, wo es Musikaufführungen, Kulturveranstaltungen und Kunstausstellungen gebe. Es werde hauptsächlich von Menschen aus dem Mittelstand und von Studierenden besucht.

Wir liefen hin. Es war voll und die Musik war laut. Ich war erstaunt über das Gebäude mit seinen dicken Mauern, seinen hohen Decken und den verschiedenen runden und eckigen Räumen, die ineinander übergingen. Das alles sah sehr elegant aus, war für ein Café jedoch ungewöhnlich. Und tatsächlich erfuhr ich, dass dieses Gebäude einmal ein Stasi-Gefängnis war! Aber nichts bleibt, wie es einmal war, und so war aus

Kellergewölben, in denen einst Gefangene darben mussten, ein Ort geworden, an dem Freunde sich treffen, und aus einem Symbol verweigerter Menschenwürde eine Stätte für kultivierte Begegnungen.

Aus den Boxen dröhnte sudanesische Musik von Alkabli und Mohamed Wardi, gefolgt von James Brown und Michael Jackson, und überall wurde getanzt. Afrikanische Kleider gesellten sich zu kurzen Röcken, Dschallabijas zu Hosen, dunkelhäutige Frauen zu blonden. In der Mitte des Saals war ein hochgewachsener, muskelbepackter Jüngling mit schwarzer Haut und einer Nuba-Trommel an seiner Hüfte, neben ihm stand ein Derwisch mit bestickter Kleidung und Mütze. Die übrigen Bandmitglieder trugen traditionelle sudanesische Hemden, von ihren Hälsen baumelten Gebetsketten und sie sangen Dhikr-Gesänge. Die Stimmung war von einer solchen menschlich verbindenden Fröhlichkeit geprägt, dass es wie eine Probe für die Utopie wirkte, die Hans im Auerbachkeller verkündet hatte.

Meine Armbanduhr zeigte eine Stunde nach Mitternacht an, und ich musste mich eilig von meinen beiden Begleitern verabschieden, um den letzten Zug nach Berlin noch zu bekommen. Bei der Abfahrt aus dem Bahnhof hing ich alten Erinnerungen nach. Sechzig Jahre war es nun her, dass meine Füße zum ersten Mal eine europäische Stadt betreten hatten.

Leipzig ist eine Stadt der Träume, der Fantasie, des Lichts, der weißen Haut und der hellen Gesichter. Hier lernte ich Deutsch und Latein, und was ein Kulturschock ist. Zum ersten Mal betrank ich mich, mir wurde übel, mein Bett schwankte und ich spürte Verlorenheit und Zweifel. Die Stadt war eine Mischung aus Genialität, Verführung, Islam und Marxismus-Leninismus. Wer sich hier seinen Glauben bewahren will, muss mit brennenden Kohlen jonglieren. Bilder aus der Vergangenheit überlagerten sich, und bis heute habe ich die Stimme unseres Deutschlehrers von damals, Herrn Bart, im Ohr: »Ich werde euch ausquetschen wie Zitronen, bis ihr Deutsch könnt!«

Ich erinnere mich auch an die erste Weihnachtsfeier, die unser Institut für ausländische Studenten organisiert hatte. Erst drei Monate zuvor war ich angekommen, nun hörten wir Beethoven und die Lieder eines Schulmädchenchors. Die Gesichter der singenden Mädchen waren wie die von Engeln, sie sangen wie Nachtigallen und mein Kommilitone Bilal rief verzückt: »Wenn das die Vögel des Diesseits sind, wie schön werden da erst die im Paradies sein!«

Leidenschaft und Schmerz

Ich kam früh in unser Stammcafé im Zentrum Berlins und sah Fadhil alleine an einem Tisch in einer Ecke sitzen. Schweigend setzte ich mich zu ihm. Er klopfte leicht mit den Fingerspitzen auf den Tisch und trällerte dazu traurig vor sich hin: »Oh meine große Liebe / was gäbe ich, wenn sie mir bliebe / ich denke nur an dich.«

Offenbar drangen alte, lange ruhende Erinnerungen in sein Bewusstsein vor, die ihn quälten und in denen er sich verlor. Seine Stimme klang wie ein fernes Echo eines großen sudanesischen Sängers, dessen Lieder früher von Radio Omdurman übertragen wurden. Fadhil selbst soll einige davon geschrieben haben.

Unvermittelt brach sein Gesang ab. Er erhob sich und verließ das Café, ohne sich zu verabschieden. Es tat mir leid, dass ich ihn in seiner offenbar gewollten Abgeschiedenheit gestört hatte.

Oft, aber unregelmäßig, kam Fadhil ins Café und setzte sich zuweilen stundenlang schweigend zu uns, in Gedanken versunken und schwer rauchend. All unsere Versuche, ihm ein Wort zu entlocken, schlugen fehl. Ich musste mich damit zufriedengeben, ab und an einen Kommentar von ihm in einer Londoner Zeitung zu lesen und mich an seinem geschliffenen, mal ironischen und mal sarkastischen Stil zu erfreuen.

Trotz seiner Gutmütigkeit und seines freundlichen Wesens entbrannte er heftig, wenn er die Ungerechtigkeit und Anmaßung anderer sah. Einmal beschrieb er eine Person von schlechtem Charakter und ohne Scham:

»Am vierten März dieses Jahres machte ich eine Erkundungstour, und da beobachtete ich einen der größten Meister der Lüge und Heuchelei, der in einem Zustand von Raserei versuchte, tausende unschuldige Ausländer im westlichen Berlin zu beißen, über die er sich selbst zum polizeilichen und militärischen Herrscher erhoben hatte, durchdrungen von Rassismus vom Scheitel bis zur Sohle. Diese Tausende jedoch waren unschuldig. Und seine Wahnvorstellungen waren nichts weiter als Halluzinationen und Besessenheit, ein Beweis dafür, dass er mit Bosheit, Hass und Arroganz als wesentliche Elemente der Heuchelei aufgewachsen war, deren Wurzeln tief in den Tiefen eines menschlichen Tieres verankert sind ... Und aus den Wurzeln wächst der Baum, wie ein Dichter-Philosoph sagte. Und ein Baum, dessen Wurzeln vergiftet sind, bringt selbstverständlich nur giftige, faule Knospen und Früchte hervor.«

Dann traf ich Fadhil ganze zwei Jahre nicht mehr, und als ich mich nach ihm erkundigte, hieß es, er komme seit langem nicht mehr ins Café. Ich suchte ihn in anderen Kneipen, bei der »Dicken Wirtin«, einer Kneipe, die in den 1960er Jahren hip war, wo er früher gerne gesessen hatte, und im Café Einstein, wo viele Autoren und Gebildete einkehren, aber nirgendwo war eine Spur von ihm oder wusste jemand etwas über ihn.

Irgendwann war ich bei einer Filmvorführung. Es lief »al-Yadhirli« von Kais al-Zubaidi, dem bekannten irakischen Regisseur; der Film beruht auf einer Kurzgeschichte des syrischen Schriftstellers Hanna Mina. Nach der Vorführung war eine kurze Pause angesetzt, auf die eine Diskussion mit dem Regisseur folgen sollte, und alle gingen ins Foyer.

Ich begrüßte ein paar Bekannte und Kollegen, und plötzlich klopfte mir jemand leicht auf die Schulter. Als ich mich umdrehte, stand Fadhil vor mir. Er begrüßte mich mit vollem Namen und umarmte mich fest und lange, so als suche er in mir einen Halt. Er trug eine lange schwarze Hose und einen dicken Wintermantel, in dem sein Jackett ganz verschwand. Einen breiten schwarzen Hut hatte er fast bis in die Augen gezogen, und er trug klobige alte, verdreckte Winterstiefel, in denen er kaum laufen konnte, und das alles mitten im Sommer. Sein früher stets pfleglich gestutzter Bart wuchs in alle Richtungen, und es fanden sich kaum noch schwarze Haare darin. Er sah mager und kraftlos aus. Die Umstehenden traten einen Schritt zurück und wunderten sich, dass ich solch einen vermeintlich obdachlosen Menschen kannte.

Fadhil bat mich um eine Zigarette. »Hast du vergessen, dass ich nicht rauche?«, fragte ich ihn.

Gerade wollte ich die Bitte an meine Bekannten weitergeben, da wehrte er ab, indem er die rechte Hand hob und ein paar Schritte weiterlief. Ich ging ihm nach, und als ich neben ihm stand, begann er zu reden. Er besprach den Film, flüsternd, fast als redete er mit sich selbst. Er bewertete die schauspielerische Leistung, die Ausleuchtung, die cineastischen Tricks, das Thema des Films und wie es vom Standpunkt der Klassen, der Gesellschaft und der Politik abgehandelt worden sei ... Ich war sprachlos, wie er all diese Aspekte in einer solchen Genauigkeit wahrgenommen hatte. Als ich ihm ein paar Scheine zustecken wollte, wehrte er meine Hand entschieden ab.

Das Publikum kehrte zurück in den Saal, und ich setzte mich auf meinen vorherigen Platz. Fadhils Sitzplatz war etwas abseits, und obwohl das Kino fast voll war, wollte niemand sich neben ihn setzen. Ich verfolgte die sich entspinnende Diskussion und lugte von Zeit zu Zeit zu ihm hinüber, insgeheim hoffend, er würde sich zu Wort melden und die Anwesenden mit seinen Ausführungen beeindrucken. Aber er schien wie abwesend und hielt zuweilen die Augen geschlossen, als hörte er auf einen Ruf aus der Ferne, der nur ihm galt. Als die Veranstaltung endete, verließ er den Saal vor mir, und nur mit Mühe schaffte ich es, zu ihm aufzuschließen. Er lief schweigend weiter, ohne mich anzusehen. Ich zitierte Äußerungen von anderen Diskussionsteilnehmern und hoffte, ihn so zum Reden bewegen zu können, aber ich erreichte nichts. Er murmelte etwas vor sich hin, was ich nicht verstand, und lief einfach immer weiter.

Ich hielt an einem Kiosk an und tat so, als würde ich mir eine Zeitung kaufen. Dann steckte ich ihm zwei Zigarettenschachteln in die Tasche und wechselte schnell auf die andere Straßenseite.

Sechs Monate danach erfuhr ich, dass Fadhil tot war. Man hatte ihn auf der Treppe seines Wohnhauses gefunden, nur wenige Schritte von seinem Zimmer entfernt. Der Stadtbezirk, in dem er gewohnt hatte, organisierte sein Begräbnis. Bis heute konnte ich sein Grab nicht finden.

Zwischen den Fronten

Das Telefon klingelte, und ihre Stimme drang sanft herein, die arabischen Worte klar artikulierend, durchsetzt mit dem Dinka-Dialekt: »Ein Patient mit anhaltenden Blutungen ist gerade eingetroffen.«

Ein Blick auf die Uhr verriet, dass es bereits zehn Uhr abends war. Ich verließ sofort meine Unterkunft, setzte meine Schritte zügig und sicher auf dem Weg zum Krankenhaus, das mir seit meiner freiwilligen Meldung beim medizinischen Korps des Gesundheitsministeriums in Juba, Südsudan, als Yuzbashi (Hauptmann) zugewiesen worden war.

Etaya, der leitende Krankenpfleger, führte mich in den Operationssaal. Etaya war eine bekannte Persönlichkeit unter den »Jallabas« (eine Bezeichnung für die arabischen Bewohner des Südens). Immer trug er eine Penicillin-Spritze in seiner Tasche, von morgens bis abends, denn in Juba gab es Hunderte von Kongolesen!

Gemeinsam hoben wir den Patienten hoch und legten ihn auf den Operationstisch. Sein Gesicht war bleich und seine Augen wirkten glasig. Mit geübter Hand setzte ich die Nadel in seine Vene ein und fixierte sie, um die Flüssigkeit langsam eintropfen zu lassen, der ich ein schnell wirkendes Antibiotikum beigemischt hatte. Anschließend verabreichte ich die Tetanus-Impfung in den Muskel. Das Blut floss reichlich, obwohl die Wunde nicht tief war, aber sie erstreckte sich über beinahe die gesamte Rückseite seines rechten Beins. Nachdem ich die Splitter entfernt hatte, gelang es mir, die Blutung leicht zu stillen. Es war offensichtlich, dass die Verletzung noch frisch war, also nähte ich die Wunde, außer einer kleinen Öffnung ...

Ich fand mich in Ehrfurcht vor dem eleganten und makellos ausgestatteten Operationssaal wieder, in dem es nicht an Medikamenten, Lagerräumen oder sauberen Decken mangelte. Die Disziplin und Professionalität der medizinischen Assistenten und Krankenschwestern war bemerkenswert, und das alles in einem Land, das vom Krieg zerrissen war. Ein Kontrast zu dem, was ich im Krankenhaus von Omdurman erlebt hatte, einer Hauptstadt, die von Frieden durchdrungen war.

Am nächsten Morgen kehrte ich frühzeitig zum Krankensaal zurück, um den Zustand des Patienten zu überprüfen, bevor ich mich zur Ambulanz begab, die den halben Tag in Anspruch nehmen würde. Als ich dort ankam, saß er bereits auf seinem Bett. Als ich mich neben ihn stellte, kehrte der Glanz in seine Augen zurück, und er murmelte Worte, die ich nicht ganz verstehen konnte, während er meine Hand festhielt. Die Krankenschwester teilte mit: »Er hat die ganze Nacht tief geschlafen und selbstständig Frühstück und Tee zu sich genommen.« Ich entfernte die intravenöse

Nadel, und seine Körpertemperatur war wieder normal. Ich erinnerte die Krankenschwester daran, wie wichtig es ist, darauf zu achten, dass der Patient ausreichend Flüssigkeit zu sich und die Penicillin-Tabletten regelmäßig einnimmt.

Vor der Tür des Krankensaals traf ich auf einen Offizier des militärischen Geheimdienstes, der zivil gekleidet war und mich nach dem Zustand des Patienten fragte, was mich überraschte. Er teilte mit, dass der Patient, den ich derzeit betreue, laut ihren Informationen ein Offizier in der Anya-Nya-Bewegung sei – eine Aufstandsbewegung im Südsudan gegen die Zentralregierung – und er sofort verhört werden müsse, da die Kämpfe seit drei Tagen am Stadtrand tobten, und dass ein Militärfahrzeug kommen würde, um ihn zum Hauptquartier zu bringen. Ich erklärte, dass es nicht richtig sei, den Patienten gewaltsam mitzunehmen, da er sich immer noch in medizinischer Behandlung und in einem zivilen Krankenhaus befinde, und dass das auch nicht mit meiner Verantwortung vereinbar sei. Er war nicht überzeugt und betonte die Dringlichkeit der Angelegenheit. Ich versicherte ihm, dass ich daran arbeiten würde, den Patienten so schnell wie möglich zu entlassen, und dass das Militär, erst nachdem er das Krankenhaus verlassen habe, tun könne, was es wolle. Zögerlich stimmte er zu und ging davon.

Am folgenden Morgen kehrte ich erneut früh zurück, um den Patienten zu überprüfen, und war erstaunt, als ich sein leeres Bett vorfand. Die Krankenschwester stand neben mir, die Akte des Patienten in der Hand, und mein Blick war fragend. Ihre Antwort war ruhig, aber mit einem Hauch von Besorgnis: »Der Patient bat in der Nacht darum, auf die Toilette zu gehen, und seitdem ist er nicht zurückgekehrt. Wir haben in allen Zimmern nach ihm gesucht.« Ich stellte die offensichtliche Frage: »Wie konnte er alleine im Dunkeln laufen, und die Toiletten sind doch in der Ecke gegenüber den Zimmern?« Ihre Antwort war ruhig: »Er bewegte sich im Zimmer mühelos und ohne Unterstützung.«

Ich fixierte sie mit meinem Blick, die Stirn leicht gerunzelt, während ich sie umfasste.

Sie senkte den Blick und neigte ihren Kopf, begann zu zittern, und ihre Hand, die die Akte hielt, bebte leicht. Als sie den Blick hob, spiegelte sich Flehen in ihren Augen wider, begleitet von einer Träne, die noch nicht ihren Weg gefunden hatte.

Ein sanftes Nicken und ein Lächeln von mir ließ sie erleichtert aufseufzen, und sie erwiderte das Lächeln dankbar.

Ich merkte nicht, während ich mit dem Geheimdienstoffizier stritt, dass sie hinter der Zimmertür stand.

Am folgenden Tag wurde ich zum Präsidenten einberufen.

Ich salutierte vor dem eindrucksvollen und imposanten Oberbefehlshaber »Al-Sharif«, dem Kommandeur der größten Militärbasis im Süden (dem tropischen Stützpunkt) und dem Anführer des längsten Krieges in der Geschichte des Kontinents.

Er wies mich an, Platz zu nehmen, und begann eilig, die Akte auf seinem gewaltigen Schreibtisch zu durchblättern, als ob er einige Punkte überprüfen würde.

Seine Worte waren klar, bestimmend und warnend, und ich blieb still und aufmerksam, denn hier gab es keinen Raum für Diskussionen. Seine Anweisungen schloss er mit einem spöttischen Unterton ab, der jedoch freundlich klang:

»Sogar das militärische Grüßen beherrschen Sie nicht richtig, aber derzeit gibt es keine Ausrede mehr für uns, nicht mit zivilen Offizieren zusammenzuarbeiten.«

Er ließ mir eine Tasse Kaffee bringen und erließ mir eine Strafe.

Bild eines Kriegers

Ein Jahr vor der Konferenz schmückte das Konterfei von John Taban die deutsche Presse. Sie präsentierte ihn der Öffentlichkeit als den Helden, der die Operation zur Befreiung der deutschen Journalisten geleitet hatte, die während ihrer Recherchen zum Bürgerkrieg im Südsudan verschleppt worden waren. Das Medieninteresse an diesem Vorgang war so weit gegangen, dass eine bekannte weitverbreitete Wochenzeitschrift eine beeindruckende Reportage darüber veröffentlichte. Sogar ein Treffen zwischen dem Helden und dem Bundespräsidenten war im Gespräch.

Am Abend jenes Tages kam ich in Hermannsburg an, einer schönen, ruhigen Kleinstadt in Niedersachsen, um auf Einladung des Sudan-Forums und der Evangelischen Kirche in Deutschland an der Konferenz zu den notorischen Problemen des Sudan teilzunehmen.

Die ausländischen Teilnehmer waren mit großer Sorgfalt und Bedacht ausgewählt. Die Konferenz war schon bewährte Tradition, die seit über zwanzig Jahren von beiden Organisationen regelmäßig durchgeführt wurde.

Am nächsten Morgen, nachdem ich gefrühstückt hatte, verließ ich den Speisesaal, der von Teilnehmern wimmelte, und setzte mich auf eine der Bänke, die hier und da mitten in dem großen Park standen, der zwischen den Akademiegebäuden lag. Die Luft war klar, es wehte eine ruhige, frische Brise, die Sonne brannte nicht mehr so heiß wie zuvor, es war Mitte Juli.

Die meisten Anwesenden waren Exilsudanesen: aus Deutschland, Frankreich, Großbritannien, den Niederlanden und Amerika. Hinzu kamen Gäste aus dem Sudan sowie deutsche und europäische Freunde, die sich für sudanesische Angelegenheiten interessierten, und von denen einige als Fachleute und Techniker in unserem Land gearbeitet hatten. Unsere Begegnungen waren stets herzlich, denn immer gab es hier vertraute Gesichter, die regelmäßig Jahr für Jahr wiederkamen, und immer begegneten wir auch neuen Gesichtern, insbesondere aus dem Sudan. Mit Wärme und Zuneigung schütteln wir uns die Hände, tauschen Höflichkeiten und Späße aus und schlossen neue Freundschaften.

Nach und nach betraten wir den großen Vortragssaal, der sich bis auf den letzten Platz füllte. Die Vorsitzende eröffnete die morgendliche Sitzung mit einer Begrüßung und der Ankündigung, dass der erste Redner, Mister John Taban, noch auf seinem Zimmer frühstückte, doch in einigen Minuten erscheinen werde, um auf die letzten Entwicklungen und Neuigkeiten aus den Kampfgebieten einzugehen.

Die angelehnte Tür öffnete sich und herein kam Taban, hochgewachsen und schlank, in einem grauen Hemd und todschickem schwarzen Anzug. An seinem

Hals baumelte ein goldenes Kreuz. Seine dunkle, glänzende Haut verströmte den Geruch eines Parfüms, das durchdringend, aber doch angenehm war.

Taban ging direkt auf das Podium zu, gab der Leiterin einen freundschaftlichen Kuss, bevor er auf dem Stuhl Platz nahm. Mein Freund Helmut, der neben mir saß, wandte sich zu mir und sagte: »Ich hatte eine völlig falsche Vorstellung von den Kämpfern im tropischen Dschungel. Der sieht eher aus wie ein Filmstar.«

Mit einem ironischen Lächeln flüsterte ich ihm zu: »Das ist ein postmoderner Kriegsheld.« Unwillkürlich entfuhr ihm ein Lachen, was einen der Teilnehmer veranlasste, uns warnend anzuschauen und seinen Zeigefinger auf seine geschlossenen Lippen zu legen.

Ohne auf das Hauptthema der Konferenz einzugehen, kam Taban sofort auf die Geschichte der Geiselbefreiung zu sprechen, die zu allgemeiner Bekanntheit gelangt war, da die Medien nichts ausgespart hatten, was man ihr noch hätte hinzufügen können.

Taban ließ sich also weitschweifig über die Operation aus und darüber, was er ihretwegen zu erleiden und zu erdulden hatte: Um dem Beschuss nicht nur von Feinden, sondern auch von Freunden zu entgehen, mussten sie sich nachts fortbewegen, während heftiger Regenfall, hochgewachsenes Pflanzendickicht und umgestürzte Bäume den Vormarsch erschwerten und die Sicht behinderten, bis sie endlich nach einem Dreitagesmarsch die rettende, ugandische Grenze erreichten ... John redete, als stünde er auf einer Theaterbühne, er hob und senkte die Stimme und brachte zuweilen mühsam die Worte hervor, so als wäre er kurz davor, zu weinen. Er endete, bevor Tränen sein Gesicht benetzten.

Im großen Saal brauste tosender, langanhaltender Applaus auf und einige erhoben sich von ihren Sitzen. Die Leiterin bemühte sich, den Saal wieder zur Ruhe und zum Schweigen zu bringen, als einer der Teilnehmer, der ganz am Rand gesessen hatte, aufstand, Taban anschaute und sagte:

»Mister John Taban, kennen Sie mich nicht?«

John sah ihn an und sagte: »Ich bedaure, ich hatte noch nicht die Ehre, Sie kennenzulernen.«

»Vielleicht versuchen Sie sich zu erinnern, es ist noch nicht lange her.«

John schaute ihn nicht noch einmal an, sondern erwiderte schnell und unwillig: »Verzeihen Sie, wenn ich mein Bedauern wiederhole.«

»Mein Name ist Thomas Schindler, ich bin einer der Journalisten, die befreit wurden. Auf unserem Marsch haben wir nichts von Ihnen gesehen. Wir haben Sie erst in Uganda kennengelernt, in der noblen Hotellobby des Sheratons in Kampala, bevor wir nach Berlin gebracht wurden.«

Auch Spielball der Mächtigen im Land – ein Brief

An
Dr. Stefan Kröpelin
ACACIA-Projekt
Heinrich-Barth-Institut
Universität Köln

Sehr geehrter Herr Dr. Kröpelin,

mit großem Interesse und Aufmerksamkeit habe ich Ihren Artikel in der Frankfurter Rundschau vom 14. Oktober 2004 »Spielball der Mächtigen« gelesen, welchen ich freundlicherweise von Seiner Exzellenz Ahmed Gaafar Abdelkarim, unserem Botschafter in Deutschland erhalten habe.

Die Berichte und Bilder in Presse und Fernsehen über den Konflikt in der Provinz Darfur sind sehr erschütternd, bewegend und unfassbar; und für uns Sudanesen, die in Deutschland leben, sehr bedrückend und beschämend. Wenn auch einige Berichte in den Medien unglaubwürdig erscheinen, so kann man doch die menschliche Tragödie in Darfur mit den vielen Toten, Hungernden und Flüchtlingen nicht übersehen oder negieren.

Der Darfurkonflikt ist ein Symptom einer chronischen Krankheit des Sudans. Unser Land befindet sich seit seiner Unabhängigkeit (1956) in einer humanitären, politischen und ökonomischen Krise. Manche Ursachen dafür werden in Einmischungen und Interessen von außen – wie Sie trefflich beschrieben haben – gesehen. Jedoch die wichtigsten Gründe müssen wir bei uns selbst suchen. Weder die demokratisch gewählten Regierungen, noch die Militärregierungen konnten diese Krise meistern.

Wir begrüßen das Friedensabkommen, das zwischen der Regierung und der SPLM/A in Kürze unterschrieben wird. Das Abkommen wird die zugespitzte Situation in Darfur entschärfen, die Verhandlungen über den Konflikt vielleicht erleichtern, aber die Krise im Sudan nicht lösen.

Die Krise des multi-kulturellen, multi-ethnischen und multi-religiösen Sudan kann meiner Meinung nach nur durch Zusammenhalt und Zusammenarbeit der Regierung und der Opposition, aller politischen Parteien und relevanten Gruppen und einer Versöhnung zwischen den Bevölkerungsgruppen überwunden werden.

Durch eine neue Verfassung, die von allen getragen wird, Verwirklichung der Demokratie, Stärkung der Zivilgesellschaft, transparente und gerechte Verteilung der Ressourcen, in allen Regionen des Landes, können wir den dauerhaften und gerechten Frieden sichern und die ökonomische und gesellschaftliche Entwicklung fördern.

In diesem Zusammenhang muss man an das Scheitern des Friedensabkommens von Addis Abeba 1972 zwischen der Regierung Numeiri und dem Sudan erinnern und an den Ausbruch des zweiten blutigen Bürgerkrieges (1983).

Als ich von Ihrer Promotionsarbeit über das »Wadi Howar« [auch Gelber Nil genannt, unbekannter, ehemaliger Nebenfluss des Nil] erfahren hatte, erinnerte ich mich an unseren bekannten Dichter Mohamed Said al-Abbasi (1880-1962). Er gehört zu den Klassikern der zeitgenössischen sudanesischen beziehungsweise arabischen Dichter.

Er bereiste häufig den Westsudan und das Wadi Howar; er liebte die Natur, die Lebensweise und die menschliche Wärme der Bevölkerung in Darfur, was sich in seinen Gedichten sehr gut widerspiegelt.

Vielleicht ergibt sich die Gelegenheit für eine Lesung Ihrer Arbeit, um sich ein Bild über das Zusammenspiel zwischen Wissenschaft und Intuition, Wirklichkeit und Metapher sowie ›Fakten und Fantasien‹ zu schaffen.

Wir freuen uns, wenn Gelehrte und Kenner des Sudans wie Sie ihre Meinung frei äußern und mit uns gemeinsam nach Lösungsmöglichkeiten für die Problematik des Landes suchen.

Meinen kurzen Brief möchte ich dem Appell aus Ihrem Zeitungsartikel schließen, den ich nicht nur an Deutschland oder die Welt gerichtet verstehe, sondern auch an uns, die Sudanesen, die Regierung, die Opposition und die Eliten sind gemeint: »Man soll fair sein mit diesem Land und seinen Menschen; sie haben es verdient.«

Mit freundlichen Grüßen
Hamid Fadlalla
Berlin 30. Oktober 2004

Zwischen Loyalität und Gewissen

Ein kurzer Kommentar*

Das Buch von Walter Janka »Schwierigkeiten mit der Wahrheit**«, habe ich mit Spannung und großem Interesse gelesen. Es ist packend, sachlich, gleichzeitig aber sehr bedrückend, traurig und erschütternd.

Beim Lesen auf Seite 67, erinnerte ich mich blitzartig an den arabischen Roman »Der Prüfungsausschuss«*** des ägyptischen Schriftstellers Sonallah Ibrahim.

Janka, ehemaliger Direktor des Aufbau-Verlags in der DDR, wurde 1956 als Konterrevolutionär zu fünf Jahren Gefängnis verurteilt – saß im gleichen Gefängnis (Bautzen) ein, in dem er 1933-1935 unter den Nazis inhaftiert gewesen war – und wurde jetzt von seinen Genossen und namhaften Autoren, wie Anna Seghers und Johannes R. Becher, allein gelassen.

Janka schreibt in dem Abschnitt des Buchs:

»... kam ein Offizier und nahm die Handschellen ab. Dann sagte er: ›Ausziehen!‹ Es blieb keine Wahl. Er musste sich ausziehen ... ›Ganz ausziehen! Auch die Socken.‹ ... Nun stand Janka splitternackt vor Stalin ... Der Leutnant mit der Stablampe sagte: ›Bücken! noch tiefer! mit beiden Händen die Arschbacken auseinanderziehen!‹«

Sonallah wurde im Zusammenhang mit politischen Aktivitäten mehrfach verhaftet und 1959, im Rahmen der Nasserschen Anti-Links-Kampagne, zu sieben Jahren Zuchthaus mit Zwangsarbeit verurteilt. Er schreibt auf den Seiten 23-25:

»›...uns liegt ein Bericht vor, laut dem Sie beim Geschlechtsverkehr mit einer bestimmten Dame versagt haben.‹ Das Ausschussmitglied sagte, ›vielleicht war er impotent.‹ Doch der Blonde sagte:

›Höchstwahrscheinlich ist er ...‹ Der Blonde gab mir ein Zeichen näherzutreten, direkt vor ihn. Dann befahl er mir, die Hose und die Unterhose auszuziehen. Die Blicke der Ausschussmitglieder verharrten mit Interesse auf dem nackten Teil meines Körpers. Nun forderte mich der Blonde auf, ihm dem Rücken zuzukehren. Dann befahl er mir, mich vornüber zu beugen. Er legte seine Hand auf meinen nackten Hintern, ... und da spürte ich seinen Finger in meinem Körper. Nachdem der Mann seinen Finger zurückgezogen hatte, sagte er triumphierend: ›Habe ich es Ihnen nicht gesagt?‹«

Beide Autoren waren Kommunisten. Beide saßen im Gefängnis. Janka in der DDR unter Ulbricht. Sonallah in Ägypten unter Nasser. Beide hatten die Regime unterstützt, gleichzeitig waren sie für Meinungsfreiheit und Demokratie. Beide mussten ihren Mut und ihre Kritik mit Gefängnis und Berufsverbot bezahlen.

In allen Diktaturen verhalten sich die Sicherheitsorgane gleich. Die mutigen Frauen und Männer werden erniedrigt und ihrer Würde beraubt.

* Hamid Fadlalla: Majallat al-Sudan (Zeitschrift), Berlin, Januar 1990.

** Walter Janka: Schwierigkeiten mit der Wahrheit, Aufbau, 1990.

*** Sonallah Ibrahim: Der Prüfungsausschuss, Übersetzung Hartmut Fähndrich, Lenos Verlag, 1987.

An Prof. Dr. Günter Bruns

Sehr geehrter Herr Professor Bruns,

Anlässlich einer Tagung in Loccum bei Hannover über »kulturelle Identität und transkulturelle Ethik« habe ich Herrn Prof. E. Luther kennengelernt. Als er erwähnte, dass er von der Martin-Luther-Universität Halle, Bereich Medizin, Abteilung Ethik und Geschichte der Medizin kommt, habe ich ihn sofort nach Ihnen gefragt.

Er hat mir erzählt, dass Sie eine Ehrenpromotion der Medizinischen Fakultät Halle bekommen und akzeptiert haben.

Ich bat ihn um Ihre Adresse, die er mir freundlicherweise geschickt hat. Gleichzeitig habe ich nach der Genehmigung von Spectabilis Prof. Aurich die Laudatio, die der Herr Dekan zu Ihrer Ehrenpromotion vorgetragen hat, erhalten.

Es sind 30 Jahre her, dass ich in Halle Medizin studierte. Ich habe 1962 Ihre Pathologievorlesung gehört, bevor Sie wegen der damaligen politischen Situation die Universität verlassen mussten.

Ich war der einzige ausländische Student, ich saß immer in der vordersten Reihe, damit mir kein Wort Ihrer Vorlesung entgeht.

Ich erinnere mich an Ihre eindrucksvolle Abschiedsrede. Vor meinen Augen sehe ich noch die Tränen der Studentinnen, die versteinerten Gesichter der Studenten, die Betroffenheit und Ratlosigkeit der Assistenten und Universitätsangehörigen, besonders als Sie sagten, wie sehr Sie sich um Aufbau und Ausbau des pathologischen Instituts bemüht haben, bis es zu einer modernen Ausbildungs- und Forschungsstätte wurde und dass Sie nun nach Jena in die Forschung für Tiermedizin gehen, denn die Tiere sprechen nicht.

Wir haben uns die Köpfe heiß diskutiert darüber, wie man einen hochrangigen Wissenschaftler, Direktor eines Instituts, Dekan der medizinischen Fakultät, hervorragenden Redner und Hochschullehrer dazu bringen kann, dies alles aufzugeben. Wir haben aber wohl verstanden, was Wahrhaftigkeit, Standhaftigkeit und Ehre bedeuten, und dafür Nachteile im persönlichen und beruflichen Leben in Kauf zu nehmen.

Die Ereignisse von 1962 spielten sicher auch eine Rolle bei der Verleihung der Ehrenpromotion; über diese Ehrung habe ich mich sehr gefreut, obwohl man Ihnen schon vor 30 Jahren diese Ehre hätte erweisen müssen.

Nach mehrfachem Aufenthalt in meiner Heimat Sudan, bei denen ich als Pflichtassistent, Assistent und Gynäkologe gearbeitet habe, bin ich jetzt in Westberlin und arbeite in eigener Praxis und gleichzeitig als Berater für Familienplanung in einem Lehrkrankenhaus.

Mit freundlichen Grüßen und in der Hoffnung auf ein Wiedersehen, verbleibe ich Ihr ehemaliger Student.

Berlin, 2. Dezember 1991

Nabil Bushnag, ach schon 70

Die Jahre sind so schnell vergangen.
Wir können es noch gar nicht glauben.
Deine heilenden Arzthände, für jeden Hilferuf bereit
Sind nun für andere Aufgaben befreit.

Bist Utes Herz immer treu geblieben.
Die vier Kinder dich wie Gott lieben.
Hab mich nicht verzählt.
Hab Ibn-Rushd dazu gezählt.

Stein auf Stein und der Traum wurde wahr
Nun der Verein weit und breit in aller Munde sogar.

Debattierst gern eifrig, manchmal
Unbequem, aber immer verdammt fair.

Wenn gute Argumente nicht reichen,
Und Abier sie will wieder streichen,
Konnten wir alles stets durch einen »modus vivendi« erreichen.

Nach Antonio Gramscis Stimme
Bist in ähnlichem Sinne,
Du wohl ein organischer Intellektueller.

Du brauchst kein Gold, keine Seide und keine
Edelsteine
Nur gute Bücher von Dichtern und Denkern,
Das ist die Welt, die Deine

Dein Reichtum sind die wundervollen Kinder und
die kluge Frau.
Sie sang früher mit dem Sandmännchen, Kinder,
liebe Kinder gute Nacht
Und jetzt im Chor für uns Alte – bleibe, bleibe wach.

Mit diesen Zeilen möchten wir herzlich gratulieren
Dir Gesundheit, Freude und Schaffenskraft wünschen.
Nun lassen wir den Klang der Gläser ertönen,
Um Dich mit siebzig roten Rosen zu verwöhnen.

8. Januar 2010

In Erinnerung an Dr. Fathi Ghattas

1.1. 1950 – 18.6. 2024

Ich habe Fathi Ghattas Mitte der sechziger Jahre des vergangenen Jahrhunderts kennengelernt, als ich zum zweiten Mal nach Deutschland – und genauer gesagt, zum ersten Mal nach Westberlin – zurückgekehrt war. Uns verband nicht nur berufliche Kollegialität, sondern auch unser gemeinsames gesellschaftliches Engagement. Fathi leitete eine große Praxis mit einer breiten Patientenbasis und hatte umfangreiche Beziehungen zu Pharmaunternehmen, was es uns erleichterte, große Mengen an Medikamenten zu beschaffen, die wir als Spende in den Sudan schickten, um den armen und geringverdienenden Patienten zu helfen.

Im Laufe der Jahre entwickelte sich eine enge und tiefe Freundschaft zwischen mir und dem Verstorbenen. Er war immer offen und äußerte seine Meinungen und Einschätzungen klar und deutlich.

Fathi kannte keine Ruhe. Er war immer in Bewegung. Wenn er zu uns kam, brachte er mit seinem liebenswerten Sarkasmus und seiner erstaunlichen Spontaneität Leben in die Runde. Er vereinte Ernst und Humor miteinander und manchmal war er auch stur. Diese facettenreiche Persönlichkeit verwirrte manche, die seine Widersprüche nicht verstanden. Sie erkannten nicht, dass dies die Einzigartigkeit seiner

Persönlichkeit ausmachte, die wir, seine engen Freunde, liebten. Wir wussten um sein reines Herz, seine Freundlichkeit und Großzügigkeit, seine hohe Moral und große Toleranz. Wer an Fathis Tür klopfte, sei es ein Kranker oder ein Bedürftiger, wurde nie enttäuscht.

Fathi stammte aus einer angesehenen koptischen ägyptisch-sudanesischen Familie, die vor langer Zeit aus Ägypten ausgewandert und sich in das gesellschaftliche Gefüge des Sudan integriert hatte. Sein älterer Bruder Alphons Aziz leitete eine große Klinik in der »Straße der Freiheit« in Khartum. Er war sehr bekannt und öffnete seine private Praxis freitags, um arme Patientinnen und Patienten kostenlos zu behandeln. Politisch gehörte er der sudanesischen Linken an.

Ich habe Alphons vor vielen Jahren kennengelernt, als er auf einer kurzen Reise aus Dubai, wo er inzwischen praktizierte, Berlin besuchte. Murtada Ahmed Ibrahim, der ehemalige Minister für Bewässerung im Sudan, war sein Patient und ist der Bruder unseres großen Dichters Salah Ahmed Ibrahim. Ich erinnere mich noch an den Artikel mit dem auffälligen Titel, den Salah in der Zeitung »Der siebente Tag« schrieb, die damals in Paris erschien: »Der Arzt, in dessen Händen Segen liegt.« Das traf auf beide, Alphons und Fathi zu.

Mit dem Sänger Omar Ahmed der seinen Namen mit dem Lied »Es war zu früh für dich« im sudanesischen Bewusstsein verewigt hat, sagen wir in dieser Trauerversammlung: »Lieber Fathi, Du bist zu früh aus dem Leben geschieden! Dein Abschied schmerzt uns, aber die Erinnerung wird immer frisch und lebendig in den Herzen von uns Berlinern bleiben.«

Lassen Sie mich abschließend eine von mir leicht angepasste Passage aus dem Roman »Maryoud« (der Geliebte) unseres weltbekannten Schriftstellers Tayeb Salih zitieren, dessen literarischem Schatten kaum ein sudanesischer Schriftsteller entgehen kann:

»Der Mensch, oh Muhimid ... Das Leben, oh Muhimid, besteht nur aus zwei Dingen... Freundschaft und Liebe. Und erzähl mir nichts von Herkunft, Ansehen, Reichtum oder Besitz. Am Tag des Gerichts, wenn die Menschen vor dem Allmächtigen stehen und ihre Gebete, Almosen und Pilgerfahrten im Gepäck haben, werde ich sagen: Oh Herr der Macht und Herrlichkeit, Dein bescheidener Diener Fathi, Sohn von Aziz Ghattas, steht vor Dir mit leeren Händen, ohne etwas, das er in die Waagschale deiner Gerechtigkeit legen könnte, außer der Liebe.«

13 Juli 2024

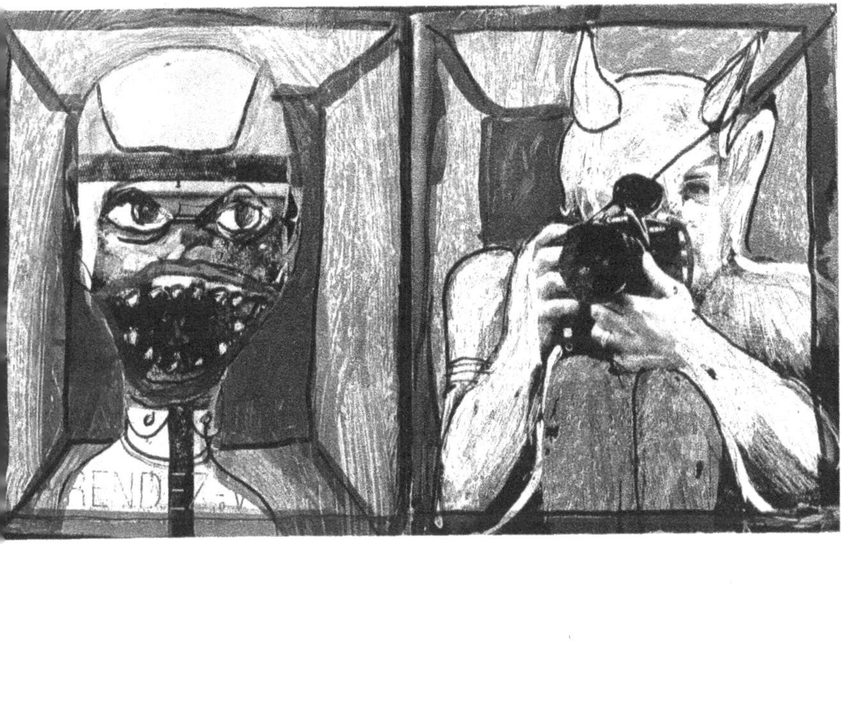

أدونيس

الوجه مرئياً بريشة مروان

الوجه تحول دائم.
الوجه سفر دائم.
يتكررَ الوجه كالموج : لا تشبه أية موجة أية موجة.
في كل وجه لا نهاية من الوجوه.
ليس للموت وجه.
الأشياءُ كلها تزدادُ وضوحاً في الضوء،
إلا الوجه:
كلما ازدادَ تلألؤا ازدادَ غموضاً.
كل وجه حلم،
لكن ،عندما يتلاقى وجهان،
يتلاقى الحلم والواقع.
في الوجه يتوحد الضوء والسر.
الزمان والمكان موجةُ واحدةُ في بحر الوجه.
للوجه قيد لا يتحررَ منه إلا بالغموض.
أنظرُ إلى الوجه: أضيعُ بين ما أراهُ، وما أودُ أن أراه.
وجهُ الإنسان صورة أخرى لوجه الكون.
لا يأخذ القمر شكل الوجه إلا حين يكتمل: يَصيرُ بَدْراً.
الأهدابُ أجنحة يَطيرُ بها الوجه.
تزول الخليقة ،ولا يبقى إلا الوجه – وجه الخالق.

Adonis

Das Gesicht gesehen mit Marwans Pinsel

Das Gesicht ist immer in Bewegung.
Das Gesicht ist immer auf Reisen.
Das Gesicht wiederholt sich wie eine Welle,
keine Welle gleicht einer anderen.
In jedem Gesicht unendliche Gesichter.
Der Tod hat kein Gesicht.
Alles wird klarer im Licht, außer das Gesicht:
Je mehr es leuchtet, umso geheimnisvoller ist's.
Jedes Gesicht ein Traum, begegnen sich aber zwei
Gesichter, treffen sich Traum und Wirklichkeit.
Im Gesicht vereinen sich Geheimnis und Licht.
Zeit und Raum sind Wellen im Meer des Gesichts.
Das Gesicht unterliegt einem Zwang, der nur durch
das Geheimnis gelöst werden kann.
Ich betrachte das Gesicht, verliere mich zwischen
dem, was ich sehe und was ich erblicken mag.
Das menschliche Gesicht, Abbild des Universums.
Der Mond, doch nur der Vollmond, gleicht der Form
des Gesichts.
Die Wimpern sind die Schwingen, mit denen das
Gesicht sich in die Lüfte hebt.
Die Schöpfung ist vergänglich, was aber bleibt, ist
das Gesicht des Schöpfers.

قد. .
هدأ ..
ونام.
فاهدأ أنت، . .
اهدأ . .
و. . نمْ !

مصطفى بحيري

إلى رجـل وحيـد

لا الخمرُ تَشفي ولا الأغاني . .
من عضة الليل . .
حل الظلام.
فعد إلى البيتِ
ولا تقلِّبِ المارةَ بحثاً عن وجهٍ أليف . .
افتحْ . . و . . ادخلْ !
لا تنقِّبْ في البابِ على ضوءِ الكبريت
عن جملةٍ كتبها صديقٌ أتاك ولم يجدك.
لا تذرعِ الغرفة. .
فليس في دروبها دربٌ جديد. .
ولا تُفرحْكَ تلك الخشخشةُ المريبة . .
فما من لصٍّ يضيع وقتَه في سرقتِك.
لا تكسرِ الزجاجَ. .
لا تركلِ الكرسيَّ. .
لا تنهشِ الستائرَ. .
لا تفلقِ الجدران برأسك. .
أم . . رأسك بالجدران.
فلا شيء يشفي من عضة الليل.
انطفأ الشباك الأخير في البناية المقابلة -
انطفأت النجمة الأخيرة في السماء القاتمة -
وسكن آخر طبول السهارى
المرعب البارد: سريرك الأصم. .

MUSTAFA BEHAIRI

An einen einsamen Mann

Weder Wein heilt noch Lieder
Von dem Biss der Nacht
Dunkelheit ist hereingebrochen
So kehre heim
Und wende dich nicht an die Passanten auf der Suche
nach einem freundlichen Gesicht
Schließ auf … und … tritt ein!

Such an der Tür beim Licht eines Streichholzes
nicht nach einem Satz des Freundes
Der zu dir kam und dich nicht fand
Schreite nicht im Zimmer auf und ab
Denn unter dessen vielen Wegen
Gibt es keinen neuen

Und lass dich nicht beunruhigen von jenen
seltsamen Geräuschen
Kein Einbrecher vergeudet seine Zeit
dich zu berauben
Zerbrich nicht das Glas
Gib dem Stuhl keinen Fußtritt
Reiß nicht die Vorhänge herunter

Zerschlag nicht die Wände mit deinem Kopf
oder … deinen Kopf an ihnen
Denn nichts heilt vom Biss der Nacht

Erloschen ist das letzte Fenster im Haus gegenüber
und der letzte Stern am dunklen Himmel
Auch verstummte die letzte Trommel
der lustig Feiernden

Dein schrecklich kaltes, taubes Bett ruht in der Ecke
So begib auch du dich zur Ruh
ganz ruhig
und
schlaf
ein

Adonis ist der Künstlername des syrisch-libanesischer Dichters Ali Ahmed Said Esber. *Marwan* Kassab-Bachi (31. Januar 1934–22. Oktober 2016), auf den sich das Gedicht bezieht (das hier nur mit einem Auszug zitiert ist), war ein deutscher Maler syrischer Herkunft; Ordentlicher Professor für Malerei an der Hochschule der Künste Berlin (heute Universität der Künste). *Mustafa Behairi* ist ein sudanesischer Dichter; er studierte in Halle an der Saale. Übertragungen ins Deutsche: Hamid Fadlalla.

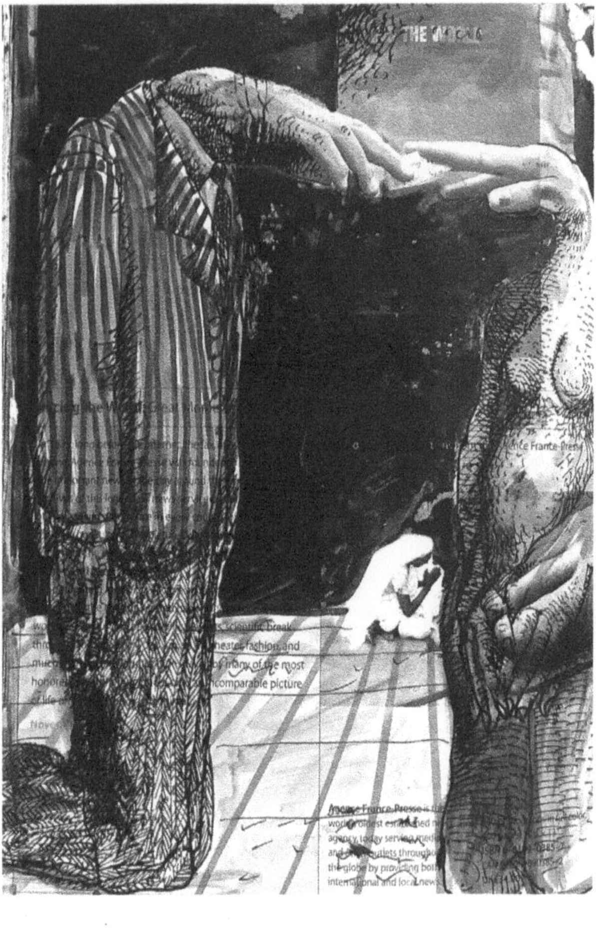

scientific break
theater, fashion, and
of many of the most
incomparable picture
France-Presse
the globe by providing both
international and local news

Das Al-Qurashi-Zentrum für berufliche Bildung und Lehrlingsausbildung in Khartum

Viele Jahre träumte ich schon davon, in Khartum ein Berufsbildungszentrum zu gründen, das sich an der Berufsschule orientieren sollte, die die Bundesrepublik Deutschland bereits in den fünfziger Jahren des letzten Jahrhunderts in Khartum als Pionierprojekt gebaut hatte. Ich kenne einige ihrer damaligen Absolventen, und einer von ihnen, der den Sudan später verlassen hat, arbeitet noch heute in Berlin.

Als ich meinem Freund Dr. Mohamed Mahmoud in Großbritannien von meiner Idee erzählte, reagierte er in seiner typischen Begeisterung: »Das ist einfach großartig, Hamid!« Und von jenem Tag an fragte er mich regelmäßig nach dem Fortgang des Projekts.

Und als ich mich an den Ingenieur Balla Al-Bakri wandte, den ich leider nicht persönlich kennenlernen konnte, der auch im Ausland lebt und durch aufschlussreiche analytische Schriften in der Online-Presse bekannt ist, antwortete er:

»Lieber Hamid,

Sie schreiben mir von Ihrem lange gehegten Vorhaben, in Khartum ein Berufsbildungszentrum aufzubauen. Alle Ihre diesbezüglichen Versuche unter dem Bashir-Regime seien gescheitert, obgleich das

Projekt nicht gewinnorientiert arbeiten soll. Es solle ein Beitrag von Ihnen sein, unserer leidgeprüften Heimat etwas Gutes zu tun. Die Voraussetzungen seien gerade günstig und vielleicht gehe der Traum ja in Erfüllung. Gerne wollten Sie mich als Ingenieur ins Bild setzen.

Diese Ihre Worte waren Musik in meinen Ohren, wie man so schön sagt, denn diesen Traum träume auch ich Tag für Tag. Fast vierzig Jahre sind seit meinem Abschluss an der Universität von Khartum vergangen, während derer ich in Europa und im Fernen Osten an großen Infrastrukturprojekten mitgewirkt habe. Ich habe viel gelernt und viel verpasst. Was mir jedoch all die Jahre erhalten blieb, war das Bewusstsein, wie dringend unser Land technische Berufsbildung braucht. Ihr Fehlen hindert unsere jungen Menschen daran, eine produktive Beschäftigung zu finden. Und da klopfen Sie bei mir an, als hätten Sie gewusst, woran ich denke! Sie können auf mich zählen, und ich habe Ingenieurskollegen, die bereit sind, sich aktiv einzubringen. Dieses Projekt wird definitiv Wirklichkeit!«

Solche aufmunternden Worte von zwei Freunden zu hören, motivierten mich sehr.

Als ich meinen jüngeren Bruder Yousif Fadlalla in die Projektpläne einweihte, schrieb er, indem er für das Vorhaben warb:

»Mein Bruder Hamid hat mir schon vor Jahren erzählt, dass er den Wunsch verfolge, ein Berufsbildungszentrum in Khartum zu gründen und damit einen Beitrag für das Land zu leisten, in dem er aufgewachsen ist. Immer wenn er diesen Plan erwähnte, dachte ich, es wäre wohl einfacher, einen Berg zu versetzen. Ich hatte keine Ahnung von Berufsschulen und wusste nicht, wo ich anfangen sollte und welcher Voraussetzungen es dafür bedarf. Aber aufgrund seiner Beharrlichkeit begann ich, ernsthaft über Hamids Idee nachzudenken.«

Ich hatte Vertrauen in meinen Bruder Yousif, der die Familie im Sudan zusammenhält, und wusste um seine Seriosität, seine Weitsicht und sein Organisationstalent.

Als erstes wandte sich Yousif an Hassan Fath Al-Bab, den Direktor des Spark-Zentrums für Industrieberufe, der innerhalb von kaum zwei Wochen eine Machbarkeitsstudie vorlegte.

Ich meinerseits stellte alles zusammen, was für die Kontaktaufnahme mit den zuständigen deutschen Behörden und anderen relevanten Organisationen nötig war, um das Projekt zu bewerben. Dabei erinnerte ich sie an ihre frühere Rolle im Bereich Entwicklung und Berufsbildung, in der Hoffnung, technische und materielle Unterstützung zu erhalten. Ich nahm zudem Kontakt zur Union sudanesischer Ingenieure in Berlin auf, deren Führung sich sehr angetan zeigte, weil das

Projekt, wie sie verlauten ließen, ihren Richtlinienzielen entsprach.

Dann kamen die Corona-Epidemie und der erneute politische Umschwung im Sudan, der mit dem Militärputsch am 25. Oktober 2021 seinen Tiefpunkt erreichte und das Land wieder in die Instabilität trieb. Es war, als stünde ich vor einer undurchdringlichen Mauer. Auch die Begeisterung der Union der Ingenieure ließ, aus den gleichen oder mir unbekannten Gründen, nach, obwohl ihr Vertreter in Khartum, Ingenieur Tijani Al-Shayeb, und später Ingenieur Assem Hassan, der in Berlin ansässige Vorsitzende des Exekutivkomitees, der zu einem Kurzbesuch in Khartum war, sich über den vorgeschlagenen Standort informierten und sich beide davon überzeugen konnten, dass das Projekt realisierbar war.

Ich gab die Hoffnung nicht auf, und Yousif war sogar noch optimistischer als ich, da er zu diesem Zeitpunkt mit Hilfe von Hassan Fath Al-Bab bereits eine vorläufige Genehmigung des Obersten Rates für Berufsausbildung erhalten hatte. Entscheidend war die Unterstützung durch den erfahrenen Ingenieur Abdulkarim, den Sohn meines Onkels mütterlicherseits Awad Najdi, der den Fortschritt der Bauarbeiten überwachte. Er berechnete sehr genau die benötigten Baumaterialien und verfolgte die Umsetzung durch den Auftragnehmer und die Beschäftigten mit einer Bedachtsamkeit, die an Strenge grenzte, was uns viel

Geld sparte, das aufgrund falscher Schätzungen und mangelnder engmaschiger Begleitung in der Umsetzung sonst verloren gegangen wären.

Die Einrichtung der Unterrichtsräume und der Cafeteria wurde von einem kunstfertigen Schmied vorgenommen, der extra dafür aus der Jezira-Provinz nach Khartum geholt wurde und der eine Zuverlässigkeit besaß, die man in solchen Berufen im Sudan selten findet. Er übernahm alle Schmiedearbeiten bei der Herstellung von Schränken, Stühlen oder Tischen auf eine Weise, so sagte Yousif, die alle dermaßen beeindruckte, dass sie dachten, es sei Importware. Yousif gewann viele erfahrene Fachleute, einschließlich solche, die als Ausbilder vorgesehen waren und die nicht mit Anregungen, Ratschlägen und Warnungen geizten. Sie verlangten dafür kein Honorar, was die immer wieder gehörte Einschätzung widerlegt, wir Sudanesen hätten keine Moral mehr und würden uns nicht mehr gegenseitig helfen.

Yousifs wichtigster Helfer aber war unser jüngerer Bruder Abdel Rahman Fadlalla, der Dynamo der Familie. Während Yousif mit der Planung beschäftigt war, beteiligte sich Abdel Rahman an der Ausführung, organisierte Material und bezahlte die Arbeiter.

Wenn Freunde nach Khartum reisten, bat ich sie, die Baustelle zu besuchen und mir ihre Eindrücke mitzuteilen, denn aufgrund meines Alters und meiner eingeschränkten Bewegungsfreiheit war ich nicht in der Lage, selbst nach Khartum zu reisen. Einige meiner Freunde in Berlin besuchten das Zentrum, darunter Ingenieur Mustafa Saeed, dessen Einschätzungen sehr hilfreich waren, sowie Jaafar Saad in Begleitung seines Bruders, Ingenieur Haidar, der im Sudan lebt, zudem Dr. Hashim Musawi, der im saudi-arabischen Medina wohnt, sowie der Experte für Informatik Muhammad Zain Amer. Sie alle lobten das Projekt und versprachen, an seiner Weiterentwicklung mitzuwirken.

Trotz des Ausbleibens der von uns erwarteten Hilfe, der knappen Ressourcen, der hohen Preise und der schwachen Finanzierung – wir waren vollständig auf unsere eigenen Mittel angewiesen – war das Projekt noch vor Ende 2022 fertig, und die Eröffnung des Zentrums wurde verkündet. Die Ausbildung begann mit Kurzzeitkursen, indem jeweils drei Monate zunächst Elektrotechnik und Automobilelektrik unterrichtet wurden. Seit dem 20. Februar 2023 unterrichten wir letzteres regulär und hoffen, das Zentrum so entwickeln zu können, dass es ein Vorbild für die Berufsausbildung und Industrielehre sein wird.

»Was mit am meisten zum Erfolg des Projekts beigetragen hat«, schreibt Yousif, »war das volle Vertrauen, das mir mein Bruder Hamid gewährt hat, und das offene Budget, das er mir zur Verfügung stellte. Beides trug dazu bei, dass das Projekt voranging und mit Geduld und Gottes Hilfe umgesetzt werden konnte.«

Schließlich muss ich die Kosten des Projekts erwähnen. Sie beliefen sich bis zur Abfassung dieses Berichts auf 15,265 Millionen Sudanesische Pfund, was 24.230 Euro entspricht.

Ich bin mir im Klaren darüber, dass das Bisherige nur einen bescheidenen Anfang darstellt. Kontinuität und die Absicherung der laufenden Kosten als Grundvoraussetzung sind nicht leicht umzusetzen, aber ich werde nicht aufgeben, eine weitere Mauer in meiner zweiten Heimat zu durchbrechen, nämlich zu den zuständigen Behörden durchzudringen.

Ich werde darüber hinaus nicht aufhören, den Verband der sudanesischen Ingenieure in Berlin an sein Versprechen zu erinnern. Ich erbitte von ihnen keine Sachleistungen, sondern nur technische Unterstützung, da viele seiner Mitglieder ihre Berufsausbildung und ihre Zertifikate in Deutschland erhalten haben und seit Jahren erfolgreich genau in den Fachgebieten tätig sind, wie sie das Khartum-Zentrum anbietet. Sie haben Erfahrungen gesammelt, die sie an ihre Landsleute weitergeben könnten.

Abschließend möchte ich sagen, dass dieses Projekt ohne die Bemühungen und die Ausdauer meiner lieben Brüder Yousif und Abdel Rahman nicht zustande gekommen wäre. Ohne Zweideutigkeit oder falsche Bescheidenheit darf ich sagen, dass es ihr Projekt ist und es in erster Linie ihnen zu verdanken ist, auch wenn ich mir die Ehre zugestehe, den Traum geträumt und die Idee dazu gehabt zu haben. Insofern stehe ich nach ihnen an dritter Stelle.

Berlin, den 6. April 2023

Hamid Fadlalla ist Gynäkologe, lebt in Berlin und ist ein Menschenrechts- und Kulturaktivist unter den in Deutschland lebenden Arabern. Er teilt ihre Hoffnungen und Leiden, wie es in diesen Geschichten deutlich zum Ausdruck kommt.

Seine Geschichten basieren auf persönlichen Erfahrungen; dennoch handelt es sich nicht um eine Autobiografie. Sie gehören eindeutig zur Gattung der Kurzgeschichte, die sich durch eine verdichtete Sprache auszeichnet, die einen Moment der Krise in einem präzisen Aufbau darstellt.

Die ständige Krise, die in den meisten Geschichten thematisiert wird, ist die Krise des Fremden, der Formen von Ignoranz, Beleidigung oder Vorurteilen ausgesetzt ist. Doch der Protagonist oder Erzähler übertreibt diese Krise nicht, da er über Selbstverteidigungsmechanismen, Vertrauen, die Fähigkeit zur Ironie und ein tiefes Verständnis der menschlichen Natur verfügt. Dies befähigt ihn, die Krise auf andere zu übertragen, sodass der Leser erkennt, dass die eigentliche Krise, die des Unterdrückers ist, bevor sie die des Unterdrückten oder des Fremden wird.

Diese Fähigkeit beruht auf einem tiefen Bewusstsein für die Struktur europäischer Gesellschaften oder einer hohen Sensibilität, um menschliche Zustände zu erfassen, die letztlich überall auf der Welt ähnlich sind. Daher variiert die Herkunft der Figuren in den Geschichten zwischen Sudanesen, Deutschen oder Türken. Diese Sensibilität ist eine persönliche Fähigkeit des Autors, die durch seine Erfahrung als Arzt geschärft wurde, insbesondere im Umgang mit Frauen, die in all seinen Geschichten eine zentrale Rolle spielen.

Sayed Al-Bahrawi, Professor für Literaturkritik an der Universität Kairo. Zeitschrift für Literatur und Kritik, Kairo, 2010

Hamid Fadlalla: Nimm zum Beispiel diesen Auszug, der nicht nur zeigt, dass er ein Frauenarzt ist, sondern auch ein Experte im Gespräch mit Frauen:

Die Frau sagte: »Meine Tochter ist seit vier Jahren bei Ihnen in Behandlung, Doktor.« Er fragt sie: »Wie geht es ihr?« Sie antwortet: »Gut, sie hat drei Kinder. Und sie fügt hinzu: »Alles dank Ihnen!« Darauf entgegnet er: »Nein, das ist ihrem Mann zu verdanken!«

Hamid Fadlalla ist, wie andere auch, gegenüber den Völkern Deutschlands und des Sudans verantwortlich für seinen Beitrag zur Entstehung von Nachkommen, die zur Hälfte sudanesisch und zur anderen Hälfte deutsch sind. Das ist ein Geschenk Gottes, aber auch das von Hamid Fadlalla.

Die Begriffe Frauen und Geburt sind schon immer eng miteinander verbunden und auch ein klinisch-medizinisches Fach in den medizinischen Fakultäten und als medizinische Praxis, die Tag und Nacht in Krankenhäusern, Kliniken und Fachpraxen durchgeführt wird und niemals an Bedeutung verliert. Die Geburtshilfe wird auch weiterhin als eine Wissenschaft und Praxis bestehen, die von ihren Fachleuten nur durch das Fenster des weiblichen Fortpflanzungssystems betrachtet wird.

Doch liegen mir nun Dokumente vor, die das Gegenteil beweisen: Man kann die Welt der Frauen und Geburten auch aus einer anderen Perspektive betrachten, wie die Sammlung von Kurzgeschichten von Hamid Fadlalla zeigt.

Wenn man die Geschichten liest, erkennt man, dass sie durch seidenartige Fäden oder durch die Fäden aus Katzeninnereien, mit denen der Uterus nach einem Kaiserschnitt vernäht wird, miteinander verbunden sind. Trotz der unterschiedlichen Charaktere, ihrer Stärken und Schwächen, und ihrer unterschiedlichen Lebensansichten, sei es dem Leben zugewandt oder abgeneigt, treffen sich die Geschichten in einem zentralen Punkt: der feinen Beziehung zwischen Mann und Frau oder Frau und Mann, die oft in einem Besuch in der Frauenarztpraxis endet.

Und es ergibt sich die Frage nach der Berechtigung dieses Besuchs.

Mit der Geschicklichkeit eines erfahrenen Romanautors und der Fertigkeit eines Gynäkologen erzählt uns der Autor präzise Geschichten aus den Akten seiner Praxis und präsentiert uns den Konflikt zwischen Begierde und Liebe. Es wird uns klar, dass die Gynäkologie ohne die Werkzeuge eines Romanautors nicht bestehen kann und dass ein Romanautor in der Frauenliteratur keinen Roman hervorbringen kann, ohne dass er Erfahrungen hat, die sich mit der Gynäkologie überschneiden.

Die meisten Geschichten in der Sammlung spielen oder beginnen oder enden in der Praxis des Autors in

Berlin, aber im Kern gehören sie zur humanistischen Literatur oder zu einem ihrer Ströme: der Frauen- und Herkunftsliteratur.

Kamal Hanafi, Arzt und Autor. Erschienen in der Zeitung »Alri Alam« Khartum / Sudan.

SCH
LR&
MCK